冠状动脉非阻塞性心肌梗死

主　编　赵全明　周玉杰
副主编　聂毛晓

科学出版社
北　京

内 容 简 介

　　冠状动脉非阻塞性心肌梗死是近来逐渐被认识的一种临床综合征，是心血管疾病研究的热点之一。本书对此类疾病的概念、流行病学、发病机制、病理生理、诊断和鉴别诊断、治疗和预后等进行了详细阐述，包括总论、冠状动脉痉挛综合征、冠状动脉斑块破裂、冠状动脉血栓栓塞、自发性冠状动脉夹层、应激性心肌病、心肌炎引起的心肌梗死、继发于心肌氧供需失衡的心肌梗死、PCI相关性心肌梗死、外科相关性心肌梗死等共十章，并在每一种疾病后面都附有病例介绍。

　　本书参考最新国内外研究进展，结合作者临床经验，图文并茂，可供临床医师，特别是心血管科医师、急诊科医师参考。

图书在版编目（CIP）数据

冠状动脉非阻塞性心肌梗死 / 赵全明，周玉杰主编 . —北京：科学出版社，2020.5
　ISBN 978-7-03-064938-6

Ⅰ.①冠⋯　Ⅱ.①赵⋯ ②周⋯　Ⅲ.①心肌梗塞－诊疗　Ⅳ.① R542.2

中国版本图书馆 CIP 数据核字（2020）第 068162 号

责任编辑：高玉婷 / 责任校对：郭瑞芝
责任印制：赵　博 / 封面设计：龙　岩

科 学 出 版 社 出版
北京东黄城根北街 16 号
邮政编码：100717
http://www.sciencep.com

三河市春园印刷有限公司 印刷
科学出版社发行　各地新华书店经销

*

2019 年 5 月第　一　版　开本：720×1000　1/16
2019 年 5 月第一次印刷　印张：10 1/2
字数：212 000
定价：98.00 元
（如有印装质量问题，我社负责调换）

编者名单

主　编　赵全明　周玉杰
副主编　聂毛晓
编　委（以姓氏笔画为序）
王志强　首都医科大学附属北京安贞医院心内科
王春亚　首都医科大学附属北京安贞医院急诊中心
田　磊　首都医科大学附属北京安贞医院心内科
庄须翠　首都医科大学附属世纪坛医院急诊科
刘　巍　首都医科大学附属北京安贞医院老年心内科
闫云峰　首都医科大学附属北京安贞医院心内科
许金鹏　河北大学附属医院心内科
李宪伦　北京中日友好医院心内科
吴小凡　首都医科大学附属北京安贞医院心内科
吴　珂　泰安市中心医院心内科
邱春光　郑州大学第一附属医院心内科
汪国忠　首都医科大学附属北京安贞医院心内科
宋现涛　首都医科大学附属北京安贞医院心内科
张明多　首都医科大学附属北京安贞医院心内科
张晓霞　首都医科大学附属北京安贞医院心内科
周大亮　哈尔滨市第一医院心内科

周玉杰　首都医科大学附属北京安贞医院老年心内科
赵全明　首都医科大学附属北京安贞医院心内科
赵福海　中国中医研究院西苑医院心血管科
聂毛晓　首都医科大学附属北京安贞医院心内科
曾　勇　首都医科大学附属北京安贞医院心内科
Martial Hamon　法国下诺曼底卡昂大学医学院

序

  在古代，心血管疾病是十分少见的疾病。随着工业革命的开始，人们对这一疾病逐渐有所认识。而近100多年来，冠心病在欧美等发达国家广泛流行，目前已成为危害人们健康的首要疾病。1773年，英国人Hunter首先描述了心肌梗死。1910年，俄国人Obraztsove和Strazhesko描述了5例急性心肌梗死病例，3例尸检发现冠状动脉血栓，提出了心肌梗死可能与血栓相关。1912年，美国的Harrick描述了心肌梗死的临床表现及病理改变，提出冠状动脉内血栓可能是心肌梗死的病因。之后的几十年里，心肌梗死与血栓的因果关系一直存在争议。直到20世纪80年代，DeWood等通过冠脉造影证实了心肌梗死的血栓病因理论——在透壁心肌梗死发病的4小时以内，84%的患者冠状动脉是完全闭塞的。

  近半个世纪以来，人们对心肌梗死病因、诊断和治疗的理解不断加深。CCU病房的设立，除颤仪的应用，使心肌梗死的死亡率从30%降到了15%。20世纪70年代阿司匹林的应用，80年代溶栓再灌注治疗的推广，90年代急诊PCI的应用，心肌梗死患者的预后大大改善，住院时间也明显缩短。资料显示，无心源性休克心梗患者死亡率为6.8%，而行急诊PCI手术后心梗死亡率为2.8%。

  自20世纪70年代，心肌梗死定义的命名几经变化。从透壁性心肌梗死和非透壁性心肌梗死，到Q波心肌梗死和非Q波心肌梗死，再到目前使用的ST段抬高心肌梗死（STEMI）和非ST段抬高心肌梗死（NSTEMI）。1979年第一个WHO心肌梗死定义发表，到目前广泛使用的第四版全球心肌梗死统一定义，我们对心肌梗死的认识更加全面和准确。然而，随着冠脉造影和PCI技术的普及，有一类心肌梗死患者变得比以往更加常见，受到越来越多的关注：符合心肌梗死的诊断标准，但冠状动脉没有明显的狭窄。这类疾病如何诊断和治疗？预后如何？给临床医生带来诸多困惑。2017年欧洲心脏病学会工作组发表了关于冠状动脉非阻塞性心肌梗死的立场文件《欧洲心脏杂志》，将冠脉狭窄不明显、临床特征不典型但符合心肌梗死诊断标准的一类疾病定义为冠状动脉非阻塞性心肌梗死

（myocardial infarction with nonobstructive coronary arteries，MINOCA）。赵全明和周玉杰教授组织多位在MINOCA领域颇有造诣中青年心血管专家，编写了《冠状动脉非阻塞性心肌梗死》一书。该书回顾了MINOCA研究最新进展，结合自己丰富的临床经验，以理论与病例相结合的方式呈现给读者。相信本书的出版对指导和提高临床医生诊断和治疗心肌梗死、开展相关科学研究大有裨益，对于广大医务工作者和医学生了解和学习非阻塞性心肌梗死也是一部有用的参考书。

中国科学院院士
复旦大学附属中山医院
2020年4月

前　言

　　心肌梗死是一种临床急危重症，严重威胁患者的生命安全。冠心病监护病房和心脏除颤技术的应用，尤其冠脉血运重建方法（溶栓、急诊经皮冠脉介入术）的开展，显著减低了患者的死亡率，大大改善了患者的预后。

　　DeWood等先驱性的研究发现，ST段抬高型心肌梗死患者发病4小时内行冠状动脉造影检查显示近90%的血管闭塞，而非ST段抬高型心肌梗死发病24小时内行冠状动脉造影，仅26%的患者血管闭塞。90%的急性心肌梗死患者冠状动脉造影有动脉粥样硬化性血管阻塞的证据。随着敏感性和特异性更高的心肌损伤标志物TnI等的问世和普及应用，有关心肌梗死国内外指南的更新，冠状动脉造影、血管内超声、光学相干断层显像等腔内影像技术的广泛应用，使我们对心肌梗死的诊断更加准确，对其发病机制有了更加深入的了解。然而，临床工作中发现，部分患者有心肌缺血的表现和心肌损伤标志物的改变，符合急性心肌梗死的诊断，但冠状动脉无闭塞甚至无狭窄，给临床医师带来很大困惑。几个大型的急性心肌梗死注册研究证实，1%～13%的急性心肌梗死患者没有阻塞性冠心病。这些患者是否属于心肌梗死？其病理机制与传统心肌梗死有何不同？治疗方法和预后如何？随着此类病例报道的增加，这些问题引起了国内外同行的广泛关注。2017年欧洲心脏病学会工作组发表了关于冠状动脉非阻塞性心肌梗死的立场文件《欧洲心脏杂志》，将冠脉狭窄不明显（小于50%）、临床特征不典型但符合心肌梗死诊断标准的一类疾病定义为冠状动脉非阻塞性心肌梗死（myocardial infarction with nonobstructive coronary arteries，MINOCA）。这类疾病既包括了机制比较明确的冠状动脉痉挛综合征，也包括近年才逐渐认识的应激性心肌病，以及冠状动脉血运重建治疗相关的特殊类型心肌梗死（经皮冠脉介入术相关心肌梗死和冠状动脉搭桥相关心肌梗死）。

　　为了使临床医师在处理这些特殊类型心肌梗死患者时更加得心应手，诊治更加规范，笔者组织国内外心血管专家，以"欧洲心脏病学会工作组关于冠状动脉非阻塞性心肌梗死的立场文件"为基础，参考最新研究进展，结合自己的临床经验，编写了此专著。希望此书能为急诊科和内科医师的临床实践和研究提供帮助。由于笔者水平所限，疏漏在所难免，请读者不吝指正。

赵全明　周玉杰
首都医科大学附属北京安贞医院　心内科
2020年4月于北京

目 录

第1章　冠状动脉非阻塞性心肌梗死概论 ·· 1

第2章　冠状动脉痉挛引起的心肌梗死 ·· 10

第3章　冠状动脉粥样硬化斑块破裂引起的心肌梗死 ································ 27

第4章　冠状动脉血栓栓塞引起的心肌梗死 ·· 42

第5章　自发性冠状动脉夹层所致心肌梗死 ·· 60

第6章　应激性心肌病引起的心肌梗死 ·· 76

第7章　心肌炎引起的心肌梗死 ·· 92

第8章　继发于心肌氧供需失衡的心肌梗死 ·· 113

第9章　PCI相关心肌梗死 ·· 131

第10章　外科相关性心肌梗死 ·· 139

附录　英文简称及中文全称 ·· 155

第1章

冠状动脉非阻塞性心肌梗死概论

一、概述

近年来随着医疗技术的革新与发展，急性心肌梗死（acute myocardial infarction，AMI）的诊断、治疗及预后得到了明显改善，其中心电图、心血管疾病重症监护、冠状动脉造影、再灌注治疗、高敏肌钙蛋白检测等发挥了重要作用。冠状动脉造影研究显示，冠状动脉明显阻塞（狭窄程度＞50%）的AMI患者约占90%，但剩余约10%的AMI患者的狭窄程度＜50%。随着血管内超声（intravascular ultrasound，IVUS）和光学相干断层成像（optical coherence tomography，OCT）等影像技术的应用，目前对冠状动脉非阻塞性心肌梗死（myocardial infarction with non-obstructive coronary atherosclerosis，MINOCA）有了比较全面的认识。

2016年欧洲心脏病学会提出了MINOCA的概念，MINOCA是一种由多种病因引起的综合征，是指已经确诊为AMI，但冠状动脉造影检查显示血管狭窄程度＜50%或冠状动脉完全正常的一种临床综合征[1]。几项大规模注册研究显示，MINOCA发生率为1%～13%，由于冠脉造影往往未见冠状动脉闭塞，经常容易误诊；且该病心血管恶性事件的发生率正呈逐年升高的趋势，发病患者的年龄也更趋向年轻化，所以，MINOCA应该受到临床医师的高度重视。

二、流行病学

研究报道，MINOCA占所有AMI病例的1%～13%，具体取决于纳入的人群。部分MINOCA患者的心电图可见ST段抬高，但出现ST段抬高的可能性低于伴有阻塞性冠状动脉疾病的急性心肌梗死（AMI-CAD）患者，肌钙蛋白水平升高的幅度也较低。

MINOCA患者的人口统计学特点和临床特征与其他AMI患者不同。MINOCA患者通常比AMI-CAD患者更年轻。一项大型系列研究显示[2]，MINOCA患者的平均年龄为58岁，而AMI-CAD患者的平均年龄为61岁；MINOCA和AMI-CAD患者中女性的比例分别为50%和25%。二者在传统CAD危险因素和临床特征方面也存在差异。与AMI-CAD患者相比，MINOCA患者的血脂异常率较低；其他如高血压、糖尿病、烟草滥用和心肌梗死家族史的比例也较低，但不同研究的结果并不一致。

三、发病机制

1.冠状动脉痉挛　引起冠状动脉痉挛的原因很多，如吸烟、应用某些药物（麦角新碱、乙酰胆碱、麻醉药、可卡因等）及交感神经兴奋等[3]。冠状动脉痉挛是MINOCA的主要发病原因之一[4]，其可导致冠状动脉急性闭塞，不仅能引起痉挛性心绞痛，还能引起AMI和心源性猝死。其主要发生机制：血管平滑肌反应性增高、内皮功能异常、交感神经兴奋。冠状动脉血管平滑肌反应性增高时，即使轻微刺激也可触发反应引起冠状动脉痉挛。不同患者冠状动脉反应性不同，即使同一患者，不同时期冠状动脉反应性也不同。冠状动脉反应性增高是一个极其复杂的过程，有多条信号转导通路共同作用，从理论上来说，任一通路的改变均可导致血管平滑肌反应性增高，引起冠状动脉痉挛。血管内皮细胞能释放多种血管活性物质，正常情况下，这些血管活性物质（血栓素A_2、二磷酸腺苷、一氧化氮、内皮衍生舒张因子等）具有舒张血管的功能，但在内皮功能受损的情况下反而可导致血管的收缩[5]，从而引起冠状动脉痉挛。交感神经兴奋时体内儿茶酚胺大量分泌，导致耗氧量增加、内皮损伤及血管张力增高，诱发长时间的痉挛而导致AMI。冠状动脉痉挛可通过乙酰胆碱或麦角新碱激发试验来诊断，如果冠状动脉直径收缩＞75%，并伴有心肌缺血的临床症状，即可诊断为冠状动脉痉挛。

2.冠状动脉心肌桥　是一种先天性的冠状动脉发育异常。正常情况下，冠状动脉及其分支走行于心外膜下，而这种异常发育表现为冠状动脉某个节段走行于心肌内，覆盖在该冠状动脉血管上的心肌称为心肌桥。心肌桥由心肌纤维组成，因此收缩期心肌纤维压迫相应冠状动脉，造成冠状动脉狭窄缺血。严重时，在舒张早、中期压迫也不能解除，导致冠状动脉持续灌注不足，尤其在心率较快时表现更加明显。研究表明，心肌桥患者的临床表现类似于冠心病，主要为心肌缺血的症状，如胸痛、胸闷等，或伴有心悸，部分患者心电图可有缺血性表现[6]，严重时可导致心肌梗死甚至心源性猝死。目前尚无确切研究证明其与MINOCA有直接关系，但在不明原因导致的MINOCA中，仍需将其考虑在内，在其诊断方面，CT血管造影较有创性冠状动脉造影更有优势。

3.自发性冠状动脉夹层　通常继发于冠状动脉内膜层与中膜层出血，或继发于中膜层与外弹力层出血，继而形成一个压迫真腔的假腔，造成冠状动脉灌注不足，最终导致急性冠脉综合征（acute coronary syndrome，ACS）。有报道指出，自发性冠状动脉夹层与冠状动脉血管的肌纤维发育不良有关[7]。该病变好发于围生期女性，可能与围生期女性体内激素水平的变化有关。研究指出，围生期女性体内激素的变化可诱导血管壁胶原降解，导致血管壁结构异常，最终引起自发性冠状动脉夹层及心血管事件的发生。

4.应激性心肌病　又称心尖球形综合征，是MINOCA常见的病因之一。临床研究报道，其占MINOCA发病率的41.7%[8]。目前其病因尚不清楚，有研究指出，可能与微血管功能不良、多支血管痉挛、压力反射异常、儿茶酚胺诱导心肌顿挫等因素有关。该病多发于应激情况下的绝经后女性，其临床症状类似于AMI。心电图可表现为ST段抬高、QT间期延长、T波倒置；肌钙蛋白可有轻至中度的升高；心脏超声表现为一过性的左心室心尖和中部气球样改变伴运动功能减弱，而基底部功能正常甚至收缩增强。左心室造影表现为收缩末期心尖及中部心腔扩大，而基底部缩窄。冠状动脉造影往往不能发现其异常，若可疑为MINOCA，则考虑行左心室造影或联合心脏磁共振检查，有助于诊断。

5.冠状动脉斑块阳性重构　冠状动脉粥样硬化斑块破裂一直被认为是MINOCA的发病原因之一，其可形成急性冠状动脉内血栓，导致非致命性心肌梗死。其发病特点与阻塞性心肌梗死不同。阻塞性心肌梗死往往发生于冠状动脉血栓栓塞情况下，病理表现为裸露的内皮、凸向腔内的脂质斑块和平滑肌细胞增生导致的内皮增厚[9]。非阻塞性心肌梗死常发生于偏心性、阳性重构的软斑块上，这些斑块表现为巨大的脂质池和薄纤维帽等易损特征，因为阳性重构而离心性发展，这种血管虽无明显狭窄，但因其管腔直径大，血管壁压力大，内皮受损及斑块破裂的风险增加。一旦斑块破裂，内膜损伤，内膜下胶原纤维暴露，引发血小板聚集，而且血管内皮表面缺失，导致透明质酸浓度升高、受体CD44高表达，都将引起血栓形成，导致AMI[10,11]，再加上纤溶系统参与其中，冠状动脉内血栓自溶，即可表现为非阻塞性心肌梗死。常规的冠状动脉造影只能发现腔内病变的斑块，此种情况下可选择IVUS及OCT检查，不仅能发现非狭窄性病变，还能评估其稳定性。

6.其他　如冠状动脉血管炎、类心肌梗死心肌炎、心肌耗氧供需失衡、冠状动脉栓塞、高凝状态、冠状动脉微血管病变、冠状动脉旁路移植等，这些非冠状动脉粥样硬化因素同样能引起MINOCA。

四、辅助检查

1.冠状动脉造影　正常的患者，可联合OCT或IVUS检查，能识别冠状动脉造影不能发现的粥样斑块破裂及血栓形成或冠状动脉夹层。

2.IVUS　能够早期发现血管的外向重构，虽为一项有创的血管内显像技术，但能够评估斑块稳定性。有研究表明，IVUS对MINOCA粥样斑块破裂及溃疡形成的确定率＞40%。

3.OCT 是一种分辨率更高的新型冠状动脉内成像技术，可以测量纤维帽厚度，其在冠状动脉斑块内出血、溃疡、斑块侵蚀、附壁血栓等方面的检出率高于 IVUS[12]。研究表明，在检出薄纤维帽及巨大脂质池方面，其敏感性可以达到 92%，特异性达 75%[13]。

4.心脏磁共振成像 是诊断 MINOCA 的一种非常关键的技术手段。钆增强可以直接定位 MINOCA 患者的心肌损伤部位，但其局限性在于不能确定缺血原因，如斑块破裂、血栓栓塞、血管痉挛、动脉夹层等。

5.其他 如弹力图、热像图等可以进一步评价斑块的功能，血流储备分数的测定可以为冠状动脉造影临界病变的患者提供更有力的临床诊治依据。

五、诊断及鉴别诊断

1.诊断 2016年4月欧洲心脏病学会（ESC）专门就MINOCA发布了工作意见书，意见书从定义、临床特征、病因、发生机制等方面做出了系统的阐述。2016 ESC 工作意见书提出，关于 MINOCA 的诊断须满足三个条件：首先，达到 AMI 标准，这一点与冠状动脉阻塞性病变引起的心肌梗死的诊断标准无异；其次，冠状动脉造影显示非阻塞性冠状动脉疾病，即任一可能的梗死相关血管造影未见阻塞性冠状动脉疾病（如无冠状动脉狭窄≥50%），包括冠状动脉正常（无＞30%的狭窄）和轻度冠状动脉粥样硬化（狭窄＞30%但＜50%）；再次，临床未发现其他能引起AMI表现的特殊疾病，如心肌炎和肺栓塞等。对符合上述诊断标准的病例，即可作出 MINOCA 的诊断。这一诊断标准的提出，为广大医务工作者在今后的临床工作中提供了诊断依据；而临床医师也应认识到，患者冠状动脉造影"正常"不代表一定没有冠心病，相反，如果患者确实存在胸痛等心肌缺血的症状或体征，医师应该做进一步检查，明确患者是否患有非阻塞性冠状动脉疾病，因为一个接近正常或完全正常的血管造影结果并不能满足诊断和治疗的需求。其诊断流程如图1-1所示。

2.鉴别诊断

（1）冠状动脉斑块破裂：冠状动脉粥样硬化斑块破裂是 MINOCA 的常见病因，斑块破裂、溃疡、侵蚀及斑块内出血均参与其中。通过 IVUS 检查，可以检出约 40% MINOCA 患者存在斑块破裂或溃疡，如采用更高分辨率的 OCT 可能检出率更高。冠状动脉 CT 血管成像（CTA）可检测 MINOCA 患者斑块负荷程度，但不能发现斑块破裂或侵蚀。心脏磁共振（CMR）在MINOCA诊断中非常重要，尽管难以鉴别缺血原因（如斑块破裂、血管痉挛、血栓栓塞与冠状动脉夹层），但可除外非血管性原因导致的 MINOCA。

（2）冠状动脉痉挛：冠状动脉痉挛反映血管平滑肌对内源性或外源性缩血管

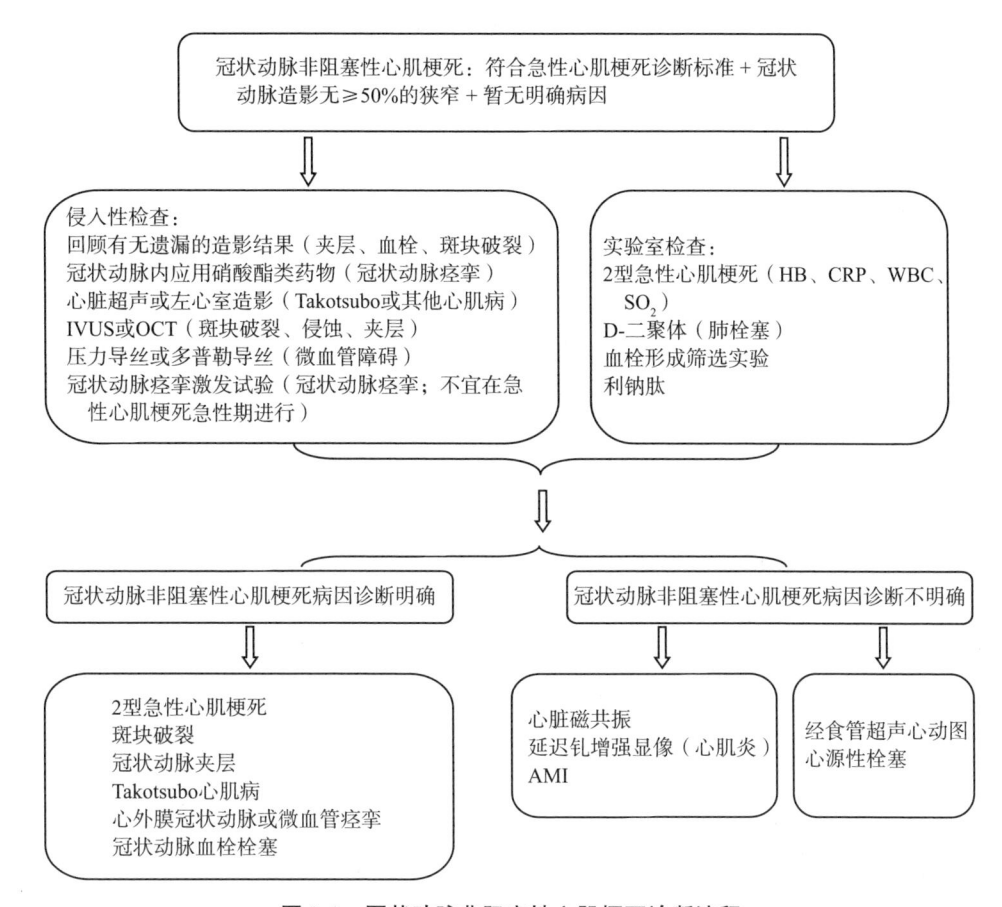

```
┌─────────────────────────────────────────────────────────┐
│ 冠状动脉非阻塞性心肌梗死：符合急性心肌梗死诊断标准 + 冠状 │
│        动脉造影无≥50%的狭窄 + 暂无明确病因              │
└─────────────────────────────────────────────────────────┘
                    ⇓              ⇓

┌──────────────────────────────────┐  ┌──────────────────────────┐
│ 侵入性检查：                      │  │ 实验室检查：              │
│ 回顾有无遗漏的造影结果（夹层、血栓、│  │ 2型急性心肌梗死（HB、CRP、WBC、│
│  斑块破裂）                       │  │  SO₂)                    │
│ 冠状动脉内应用硝酸酯类药物（冠状动 │  │ D-二聚体（肺栓塞）         │
│  脉痉挛）                         │  │ 血栓形成筛选实验          │
│ 心脏超声或左心室造影(Takotsubo或其│  │ 利钠肽                    │
│  他心肌病)                        │  └──────────────────────────┘
│ IVUS或OCT（斑块破裂、侵蚀、夹层） │
│ 压力导丝或多普勒导丝（微血管障碍）│
│ 冠状动脉痉挛激发试验（冠状动脉痉挛；│
│  不宜在急性心肌梗死急性期进行）    │
└──────────────────────────────────┘
                       ⇓

┌──────────────────────────────┐  ┌──────────────────────────────┐
│ 冠状动脉非阻塞性心肌梗死病因诊断明确│  │ 冠状动脉非阻塞性心肌梗死病因诊断不明确│
└──────────────────────────────┘  └──────────────────────────────┘
          ⇓                            ⇓                ⇓
┌──────────────────┐        ┌────────────────┐  ┌────────────────┐
│ 2型急性心肌梗死   │        │ 心脏磁共振      │  │ 经食管超声心动图│
│ 斑块破裂         │        │ 延迟钆增强显像  │  │ 心源性栓塞      │
│ 冠状动脉夹层     │        │  （心肌炎）     │  └────────────────┘
│ Takotsubo心肌病  │        │ AMI             │
│ 心外膜冠状动脉或微│        └────────────────┘
│  血管痉挛        │
│ 冠状动脉血栓栓塞 │
└──────────────────┘
```

图 1-1　冠状动脉非阻塞性心肌梗死诊断流程

物质存在高反应性。冠状动脉痉挛是MINOCA比较常见且重要的发病机制，约27%患者存在可诱发的冠状动脉痉挛。MINOCA可表现为冠状动脉痉挛性心绞痛，其特点为反复发作且夜间多见的静息性心绞痛，发作时心电图呈缺血性改变，服用短效硝酸酯类药物可迅速缓解。若表现不典型，可行冠状动脉痉挛激发试验。

（3）冠状动脉血栓及栓塞：冠状动脉血栓形成多继发于斑块破裂或血管痉挛，也可由遗传性（如遗传性凝血因子V，蛋白C、蛋白S缺乏等）或获得性血栓性疾病（抗心磷脂抗体综合征、骨髓增殖性疾病等）导致。研究显示，14%的MINOCA患者伴遗传性血栓性疾病。冠状动脉栓塞由冠状动脉或全身性动脉血栓脱落导致，也可因瓣膜赘生物、心脏肿瘤、瓣膜钙化或医源性空气栓塞等引起。目前发现，冠状动脉血栓或栓塞在MINOCA中并不常见，部分与血栓相关病因筛查不充分有关。

（4）冠状动脉夹层：自发性冠状动脉夹层可引起冠状动脉阻塞而导致AMI，女性患者更为常见[7]。冠状动脉夹层原因尚不明确，可能与血管平滑肌纤维发育不良有关。此外，体内激素水平变化、妊娠及分娩等可导致血管内膜-中膜发生结构变化，可促进冠状动脉夹层发生。绝大多数冠状动脉夹层与动脉粥样硬化无关。

（5）Takotsubo心肌病：好发于绝经后女性，常表现为伴ST段变化的急性冠脉综合征，其急性而可逆的心力衰竭与心肌顿抑相关，冠状动脉造影显示无冠状动脉阻塞性病变，预后较好[8]。诊断标准：①左心室中部（伴或不伴心尖部）短暂可逆的室壁运动减低、运动障碍或运动消失；范围超出单一血管供血范围；常由急性应激诱发。②无冠状动脉管腔直径狭窄＞50%或急性斑块破裂的证据。③新出现的心电图异常（ST段抬高或T波倒置），或肌钙蛋白中等程度升高。④除外嗜铬细胞瘤与心肌炎。患者入院后尽早行CMR有助于明确诊断。

（6）未识别的心肌炎：心肌炎临床表现可类似急性冠脉综合征，但无阻塞性冠状动脉病变。对有典型心肌炎表现患者，可在冠状动脉造影前或冠状动脉造影时作出诊断，对部分不能确诊患者，可初步诊断为MINOCA。荟萃分析显示，MINOCA患者中33%为心肌炎。心内膜心肌活检是确诊心肌炎的金标准。心肌活检发现绝大多数心肌炎由病毒感染所致，少数与自身免疫性疾病、内分泌系统疾病、药物或中毒相关。

（7）2型AMI：指心肌氧供需失衡导致的心肌细胞坏死，无冠状动脉斑块破裂及冠状动脉阻塞异常，需考虑肌钙蛋白升高是源于心肌损伤，还是其他原因所致。针对这些病因不明的MINOCA，临床无明确治疗措施，只能经验性地应用阿司匹林、他汀类药物或抗痉挛治疗（钙拮抗剂）。2型AMI病因包括贫血、快速或缓慢型心律失常、呼吸衰竭、低血压、休克、伴或不伴左心室肥厚的严重高血压、重度主动脉瓣疾病、心力衰竭、心肌病及药物毒素损伤等。治疗上，需针对导致心肌氧供需失衡的不同原因进行个体化治疗。

六、治疗

1.动脉粥样硬化斑块破裂　MINOCA常见发病原因之一就是冠状动脉粥样斑块破裂，其斑块破裂可能伴有血栓栓塞、血栓形成及血管痉挛，所以ESC建议行12个月的双联抗血小板治疗，并终身单一抗血小板治疗[14]。如果冠状动脉造影发现粥样硬化程度较轻，也可行他汀类药物治疗。研究表明，心肌梗死后他汀类降脂药物长期治疗可显著增加纤维帽厚度，增加斑块稳定性。

2.自发性冠状动脉夹层　往往发生于无粥样硬化基础的血管，因此不推荐他汀类药物治疗；由于介入治疗及支架置入术可能使夹层进一步扩大，所以目前提倡非手术治疗。必要时可以给予药物治疗及再血管化对症处理，根据夹层发生的部位及血管的大小来确定治疗方案。

3. 冠状动脉痉挛 一般选择非特异性血管扩张剂，常用的有硝酸酯类药物及钙离子拮抗剂类药物。研究表明，钙离子拮抗剂可以有效预防血管痉挛性心血管事件的发生[15]。效果不理想时可加用盐酸法舒地尔，必要时可行冠状动脉支架置入术、选择性交感神经切断术等。

4. 应激性心肌病 导致的MINOCA病因复杂，目前尚无确切的治疗指南。现有以下经验性治疗：①左心室功能障碍者可使用血管紧张素转化酶抑制剂；②左心室流出道受阻者可使用β受体阻断剂；③有心源性休克症状者可使用正性肌力药、主动脉内球囊反搏及应用左心室辅助装置；④若有室壁血栓形成风险可使用抗凝药物；⑤尽量避免使用拟交感神经类药物。

5. 其他方法 除了上述治疗和目前已有的经皮冠状动脉介入治疗（percutaneous coronary intervention，PCI）、冠状动脉旁路移植术（coronary artery bypass grafting，CABG）外，干细胞疗法已逐渐成为治疗MINOCA的研究热点。目前已有多种干细胞研究取得了循证医学的支持，其能促进心肌的再生和血管重建，将为心肌梗死患者治疗提供更多的选择。

七、预后

既往研究认为，与阻塞性冠状动脉疾病（冠状动脉狭窄≥50%）相比，非阻塞性的患者预后更好[16]，其生存率与冠心病危险因素及发病原因密切相关。但目前对于非阻塞性急性心肌梗死的预后情况了解甚少。尽管也有少数研究比较阻塞性与非阻塞性AMI患者的预后情况，但样本量较少，研究事件发生率较低，尤其是对其近、远期病死率和死亡原因未进行详细分析。最新发表在《欧洲心脏杂志》上的一项研究[17]得出如下结论：与冠状动脉阻塞性STE-ACS患者相比，冠状动脉非阻塞性ST段抬高型急性冠脉综合征（STE-ACS）患者短期生存率较高，而远期生存率与其相似或较差。与正常人群相比，冠状动脉非阻塞性STE-ACS患者近、远期生存率均较低，且冠状动脉非阻塞性STE-ACS患者多死于非心血管病因。

总之，MINOCA是一种病因复杂的综合征，其发生冠状动脉事件的风险高、预后差，已引起越来越多的医务工作者的重视。其病因尚不完全明确，有待今后对MINOCA展开进一步的临床研究，探讨其潜在病因，选择针对病因的个体化、精准化的治疗，使患者达到最优化的临床预后。

主要参考文献

[1] Agewall S, Beltrame JF, Reynolds HR, et al. ESC working group position paper on myocardial infarction with non-obstructive coronary arteries. Eur Heart J, 2017, 38（3）：

143-153.

[2] Gehrie ER, Reynolds HR, Chen AY, et al. Characterization and outcomes of women and men with non-ST-segment elevation myocardial infarction and nonobstructivecoronary artery disease: results from the Can Rapid Risk Stratification of Unstable Angina Patients Suppress Adverse Outcomes with Early Implementation of theACC/AHA Guidelines (CRUSADE) quality improvement initiative. Am Heart J, 2009, 158: 688-694.

[3] Kang WY, Jeong MH, Ahn YK, et al. Are patients with angiographicallynear-normal coronary arteries who present as acute myocardial infarction actually safe. Int J Cardiol, 2011, 146 (2): 207-212.

[4] Kawano H, Node K. The role of vascular failure in coronary artery spasm. J Cardiol, 2011, 57 (1): 2-7.

[5] 季福绥, 范海荣, 许锋, 等. 冠状动脉造影正常的急性心肌梗死病例临床分析. 中国医刊, 2004, 39 (5): 32-33.

[6] 刘小慧, 吕强, 陈顺华. 非阻塞性冠状动脉疾病. 中国医刊, 2008, 43 (2): 2-5.

[7] Saw J, Ricci D, Starovoytov A, et al. Spontaneous coronary artery dissection: prevalence of predisposing conditions including fibromuscular dysplasia in a tertiary center cohort. JACC CardiovascInterv, 2013, 6 (1): 44-52.

[8] Chen CK, Chang RY, Chen CY, et al. Takotsubo cardiomyopathy as an underlying mediator of myocardial infarction with normal coronary arteries. Cardiology, 2010, 115 (3): 186-190.

[9] Reynolds HR. Mechanisms of myocardial infarction without obstructive coronary artery disease. Trends Cardiovasc Med, 2014, 24 (4): 170-176.

[10] Falk E, Nakano M, Bentzon J F, et al. Update on acute coronary syndromes: the pathologists'view. Eur Heart J, 2013, 34 (10): 719-728.

[11] Iqbal SN, Feit F, Mancini GB, et al. Characteristics of plaque disruption by intravascular ultrasound in women presenting with myocardial infarction without obstructive coronary artery disease. Am Heart J, 2014, 167 (5): 715-722.

[12] Yoshimura S, Kawasaki M, Yamada K, et al. Visualization of internal carotid artery atherosclerotic plaques in symptomatic and asymptomatic patients: a comparison of optical coherence tomography and intravascular ultrasound. AJNR Am J Neuroradiol, 2012, 33 (2): 308-313.

[13] Rathore S, Terashima M, Matsuo H, et al. Association of coronary plaque composition and arterial remodelling: a optical coherence tomography study. Atherosclerosis, 2012, 221 (2): 405-415.

[14] Roffi M, Patrono C, Collet J P, et al. 2015 ESC Guidelines for the management of acute coronary syndromes in patients presenting without persistent ST-segment elevation: Task Force for the Management of Acute Coronary Syndromes in Patients Presenting without Persistent ST Segment Elevation of the European Society of Cardiology (ESC). Eur Heart J, 2016, 37 (3): 267-315.

[15] Niccoli G, Scalone G, Crea F. Acute myocardial infarction with no obstructive coronary

atherosclerosis: mechanisms and management. Eur Heart J, 2015, 36（8）: 475-481.
［16］Pasupathy S, Air T, Dreyer RP, et al. Systematic review of patients presenting with suspected myocardial infarction and nonobstructive coronary arteries. Circulation, 2015, 131（10）: 861-870.
［17］Andersson HB, Pedersen F, Engstrom T, et al. Longtermsurvival and causes of death in patients with ST-elevation acute coronary syndrome without obstructive coronary artery disease. Eur Heart J, 2018, 39（2）: 102-110.

第2章

冠状动脉痉挛引起的心肌梗死

冠状动脉痉挛（coronary artery spasm，CAS）引起的心肌梗死是指走行于脏层心包下的冠状动脉主干或其主要分支发生一过性痉挛收缩，导致冠状动脉血管管腔完全或几乎完全闭塞，使其血流灌注支配的心肌区域产生心肌透壁性或非透壁性缺血，心电图表现为相应导联的ST段抬高或压低，临床上出现缺血性胸痛症状[1]。

冠状动脉痉挛是一种病理生理状态，因痉挛发生的部位、严重程度及有无侧支循环等表现为不同的临床类型，统称为冠状动脉痉挛综合征（coronary artery spasm syndrome，CASS）。

在冠状动脉造影技术普及之前，人们对于冠状动脉痉挛的认识并不多，冠状动脉痉挛最常见的临床表现为变异型心绞痛。1959年由Prinzmetal[2]等首先发现并报道，患者有典型的心绞痛症状，发作时间基本是在夜间及清晨，多于静息及一般活动时发作，且发作时有相应导联ST段的显著抬高及对应导联ST段的压低，持续时间较长，可自行缓解。Prinzmetal等将此类心绞痛命名为变异型心绞痛，这是人们首次提出变异型心绞痛的概念。冠状动脉痉挛既可以发生在狭窄的冠状动脉也可以发生在无狭窄的冠状动脉，既可以是单根血管痉挛也可以是多支血管同时痉挛。

一、流行病学

临床常见并无冠状动脉管腔狭窄的心绞痛患者，但是多数未能做进一步检查，因此对于变异型心绞痛的诊断并不高。但流行病学研究表明，冠状动脉痉挛的发病率并不低，并且存在种族差异。

有学者认为，日本人及韩国人冠状动脉痉挛的发病率较高，而西方人的发病率较低，2000年日本一项针对2251名心绞痛患者的多中心研究表明，高达40.9%患者存在冠状动脉痉挛。韩国的一项研究结果显示，1413名心绞痛患者行乙酰胆碱激发试验，773人（54.7%）发生冠状动脉痉挛[3]。

Bertrand等对1982名近期发生过心肌梗死的患者行麦角新碱激发试验，有

20%的患者出现冠状动脉痉挛，对1089名心绞痛患者行冠状动脉造影激发试验，约15%的患者发生冠状动脉痉挛。2008年德国CASPAR研究（急性冠状动脉综合征冠状动脉痉挛研究）也表明，25%的急性冠脉综合征患者并无"罪犯病变"，而接近50%患者可被乙酰胆碱诱发冠状动脉痉挛。

东西方人发病率的差异可能与西方人吸烟率的下降、钙离子拮抗剂与硝酸酯类制剂广泛应用等有关。在冠状动脉痉挛激发试验中，欧洲国家医务人员多采用较低剂量的乙酰胆碱诱发，以试验过程中出现可逆性血管狭窄75%～90%为影像学诊断标准，而亚洲国家医务人员则采用较大剂量的乙酰胆碱诱发，其阳性诊断标准是以出现可逆性的血管狭窄≥99%为判断指标[4,5]。

二、冠状动脉痉挛的危险因素

冠状动脉痉挛的危险因素主要包括吸烟、年龄、性别、脂蛋白-a（Lp-a）、饮酒、遗传基因、脂质代谢及糖代谢异常及神经调节异常；其他危险因素：心肌桥、高敏-CRP（hs-CRP）浓度、单核细胞计数增加、嗜酸性粒细胞数增加、血浆纤维蛋白异常、过度换气、碱中毒、种族等。

目前关于冠状动脉痉挛危险因素的研究很多，吸烟是已被确证的可以导致冠状动痉挛的危险因素。向定成等[6]对275名患者的对照研究显示，吸烟是冠状动脉痉挛的重要危险因素，可使冠状动脉痉挛的风险增加3.2倍。吸烟导致冠状动脉痉挛可能是由于烟草提取物中含有氧自由基，后者可引起内皮细胞损伤，NO活性降低，最终引起血管痉挛[7]。

年龄是心血管疾病发生的危险因素，随着年龄的增长，心血管疾病的发生越来越多。多项关于冠状动脉痉挛患者与稳定型心绞痛患者临床特点的对比研究证实，年龄是冠状动脉痉挛的独立危险因素[8]。

男性是心血管疾病的一个危险因素，男性不仅在冠状动脉硬化性疾病中的发病率高于女性，在冠状动脉痉挛中的发病率亦高于女性。研究显示，变异型心绞痛的男性患者预后更差[9]。

关于Lp-a与冠状动脉痉挛的研究证实，Lp-a是冠状动脉痉挛的危险因素，可能是因为血清Lp-a的浓度与内皮介导的血管舒张功能相关。一项关于Lp-a与冠状动脉痉挛的研究将试验组依据麦角新碱激发试验所需麦角新碱的剂量分为低剂量组和高剂量组，对照组为激发试验阴性伴典型心绞痛组；对比三组之间Lp-a浓度，发现低剂量组的Lp-a水平显著高于另外两组。Miwa等认为Lp-a在冠状动脉血栓形成及痉挛中扮演重要角色是由于其特殊结构[10]。本研究中痉挛伴狭窄组血清Lp-a浓度明显高于痉挛无狭窄组，说明Lp-a对于动脉硬化及冠状动脉痉挛均是一个重要的危险因素。因此对于Lp-a偏高的冠状动脉痉挛患者在治疗血管痉挛的同时也不能忽略抗动脉硬化的治疗。

饮酒所造成的体内镁缺乏是冠状动脉痉挛的可能相关因素，但是服用镁剂预防冠状动脉痉挛发作的效果尚未得到证明。

根据冠状动脉痉挛的发生呈家族聚集性，以及在日本人中的发生率高于欧美人，提示冠状动脉痉挛与遗传基因可能有一定的相关性，因此，遗传基因及其多态性也是今后研究的重要方向。

冠状动脉痉挛患者常合并脂质代谢及糖代谢异常，主要表现为高密度脂蛋白胆固醇（HDL-C）降低与糖耐量异常，提示与氧化应激之间的相关性；夜间出现的冠状动脉痉挛发作的原因是否是由副交感神经系统的兴奋所引起，目前尚无定论。

其他引起冠状动脉痉挛的特殊原因：导管诱发的冠状动脉痉挛，冠状动脉介入术中常见，痉挛部位多发生于导管尖端2cm内，大多数能被冠状动脉内注射硝酸甘油消除。可卡因诱发的冠状动脉痉挛，其主要机制为抑制心脏神经末端去甲肾上腺素再摄取，导致过度的交感神经兴奋及α受体介导的血管收缩。可发生于冠状动脉正常节段或轻至中度粥样硬化节段。既往报道雷诺综合征和川崎病可伴有冠状动脉痉挛。

三、发病机制

冠状动脉痉挛发病机制仍未完全明了，其病理生理学及分子生物学发病机制如下。

（一）病理生理学发病机制

1.内皮功能障碍　内皮受损激活血管内皮细胞，激活的血管内皮细胞和中性粒细胞相互作用，引发炎症"瀑布效应"。炎症下调内皮一氧化氮（NO）并上调内皮素-1（ET-1）。实验发现，痉挛冠状动脉中NO基础合成减少，痉挛冠状动脉局部收缩反应性增强与内源性NO合成降低有关[11]。NO和ET-1的平衡失调及其他内皮源性血管活性因子失衡促发痉挛。

2.自主神经对冠状动脉痉挛的影响　冠状动脉与自主神经之间有密切关系，受交感神经和副交感神经支配。副交感神经通常夜间兴奋性较强，而白天的兴奋性较弱。这种副交感神经活动兴奋性的周期性变化，可能与冠状动脉痉挛的发病机制密切相关。向冠状动脉内注射副交感神经传导介质乙酰胆碱可以诱发冠状动脉痉挛[12]。

3.氧化应激　吸烟和高血脂均可诱发血管壁氧化应激反应，是冠状动脉痉挛独立的高危因素。氧化应激反应进一步促进脂质沉积于血管壁，诱导炎性细胞向内皮下聚集，加速冠状动脉粥样硬化斑块形成，并可损伤血管内皮细胞，导致内皮功能障碍。已有报道，冠状动脉痉挛患者血清氧化标志物水平升高[13-15]，而抗氧化水平降低。氧化应激还可调节血管平滑肌细胞（VSMC）的表型转换，使收缩敏感性增强。然而其机制尚未阐明，氧化应激在冠状动脉痉挛发病机制中的作用将备受关注。

4.其他因素　现有证据表明，遗传变异、胰岛素抵抗、前列腺素分泌失调等也可能参与了冠状动脉痉挛的发生，因此冠状动脉痉挛可能是多种因素复杂作用的结果。

（二）分子生物学发病机制

肌球蛋白轻链（MLC）磷酸化是血管平滑肌收缩的最重要步骤之一，肌球蛋白轻链激酶（MLCK）使MLC磷酸化，肌球蛋白磷酸化酶（MLCPh）使MLC去磷酸化，这两种机制共同调节MLC磷酸化水平[16,17]。

1.磷脂肌醇信号途径（PKC途径）　PKC通过特定的靶位置磷酸化细肌丝相关的蛋白，使肌动蛋白ATP激酶的活性增强，平滑肌细胞收缩。PKC介导的MLC磷酸化，导致平滑肌的收缩反应；PKC首先激活MLCK，然后磷酸化MLCK引起胞内钙增加及平滑肌的收缩。进一步证实PKC与CAS的密切关系。

2.Rho/Rho激酶途径　Ca^{2+}进入细胞后引起平滑肌细胞收缩。研究发现，平滑肌细胞对Ca^{2+}敏感性不同。Rho/Rho激酶途径是Ca^{2+}增敏信号通路。外来信号激活Rho/Rho激酶途径，导致磷酸化的MLC的蓄积（磷酸化的MLC的蓄积是平滑肌细胞收缩的最终通路），导致冠状动脉痉挛。另外，Rho激酶上调不同的因子促进炎症反应和氧化应激，加速血栓形成和纤维化，并降低内皮NO合酶活性，使血管收缩性增强。Rho/Rho激酶途径不仅诱导VSMC收缩，而且在肌动蛋白细胞骨架形成、细胞黏附及迁移、细胞分裂和基因表达等多方面有重要作用，抑制Rho/Rho激酶可舒张血管，但同时可能引起其他多种细胞生物学效应，限制了Rho/Rho激酶抑制剂作为预防冠状动脉痉挛药物的长期应用。

3.钙及钙调蛋白途径　磷酸酯酶C（PLC）激活后分解膜磷脂为三磷酸肌醇（IP_3）和二酰甘油（DG），DG激活PKC途径，而IP_3直接升高胞质内Ca^{2+}，激活钙调蛋白依赖性MLCK。L型钙通道激活剂Bay K864可诱发冠状动脉痉挛，PKC抑制剂可以降低Bay K864诱导的收缩。Nobe等[18]发现，PKC、Rho激酶途径分别介导冠状动脉VSMC瞬时收缩相和等张收缩相的钙高敏作用。Rho激酶上调抑制MLCph而升高MLC磷酸化水平在动物的冠状动脉痉挛的分子机制中起关键作用，另外PKC通路也是冠状动脉痉挛的重要机制。然而尚没有足够的证据说明哪一种机制在冠状动脉痉挛中更为重要。目前研究仅提示冠状动脉痉挛模型中Rho激酶比PKC更为关键。Rho/Rho激酶途径不仅诱导VSMC收缩，而且在肌动蛋白细胞骨架形成、细胞黏附及迁移、细胞分裂和基因表达等方面有重要作用。在心血管疾病中，Rho激酶上调不同的因子促进炎症反应和氧化应激，加速血栓形成和纤维化，并降低内皮NO合酶[20]。

4.人类基因多态性与冠状动脉痉挛　人类基因多态性也是冠状动脉痉挛的危险因素之一。冠状动脉痉挛患者氧化应激相关基因对氧磷酶1基因A623G等位基因频率明显升高[21]。有报道认为内皮NO合酶基因多态性也可能参与了冠状动脉痉挛的发生。

四、冠状动脉痉挛综合征的分型和临床特征

冠状动脉痉挛多发于年轻且无传统心血管危险因素的人群，常见诱因为紧张、休息不好及饮酒。根据患者血管痉挛的部位、严重程度、持续时间、基础冠状动脉病变、有无其他合并疾病的不同，冠状动脉痉挛综合征可有下列不同类型：冠状动脉痉挛引起的典型变异型心绞痛，非典型冠状动脉痉挛性心绞痛，AMI，猝死，各类心律失常，心力衰竭和无症状性心肌缺血等。

血管痉挛发作时无特异性体征，胸闷、胸痛症状与典型心绞痛的性质相符，一般在安静时出现，白天的运动并不会加重胸痛。常具有以下临床特征：①发病呈现昼夜节律性，患者通常在午夜至清晨休息时发作，午后即使剧烈运动也不易诱发，此节律性可能与体内激素昼夜节律性变化或者自主神经的递质活性变化有关。大多数发作为无症状的心肌缺血，短效硝酸酯类药物能够有效缓解症状，钙拮抗剂可以抑制冠状动脉痉挛发作。②患者的症状主要为胸痛和心律失常，其胸痛症状与以器质性狭窄病变为基础的劳力性心绞痛发作相比，通常持续时间更长、程度更重，并伴有恶心呕吐、出汗等；冠状动脉痉挛患者心电图主要表现为ST段抬高，并可在数分钟内恢复正常，或者继发可持续数小时甚至数天的T波倒置。③β受体阻滞剂常常不能改善症状或甚至使症状加重，而换用钙拮抗剂治疗有益于提高心绞痛治疗的有效率、改善患者的生活质量。

持续而严重的血管痉挛，可导致心肌梗死，甚至猝死。

五、辅助检查

（一）无创检查

无创检查包括常规12导联心电图、24小时动态心电图、心电图平板运动试验、核素心肌灌注显像、过度换气负荷试验、冷加压试验与精神应激试验等。

1.常规12导联心电图　冠状动脉痉挛发作时心电图表现为一过性ST段抬高

和（或）T波高耸，伴对应导联ST段压低，发作后ST段改变完全恢复正常。非典型冠状动脉痉挛性心绞痛患者常表现为ST段压低，部分患者ST段无明显改变而仅出现T波倒置。无症状性心肌缺血患者仅出现ST段抬高或压低，T波倒置而无胸痛症状。需要说明的是，常规心电图检查往往不能捕捉到冠状动脉痉挛发作时的心电图表现。

2. 24小时动态心电图　冠状动脉痉挛发作时的24小时动态心电图（Holter）表现为特征性的ST段一过性抬高，通常伴有对应导联ST段的压低。发作缓解后ST段可完全恢复正常。此外，有学者认为冠状动脉痉挛发作时T波增高较ST段抬高更为敏感，Holter监测显示，在痉挛缺血发作轻微时，有时可仅见T波高尖。需要注意的是，约23%正常青年Holter记录可见到ST段的抬高，可能与迷走神经张力变化有关。此外，体位改变、过度换气、电解质紊乱等均可引起ST段改变，应注意与冠状动脉痉挛相鉴别。

3. 心电图平板运动试验　平板运动试验对冠脉痉挛也可能有提示意义。过去医学界传统的看法一直认为运动试验引起心电图ST段压低是诊断劳力性心绞痛和冠状动脉有器质性狭窄的依据。但实际上患者的这种ST段压低改变也可以由冠状动脉痉挛引起。是否由冠状动脉痉挛引起的ST段压低目前还只能通过冠状动脉内激发实验证实。但研究发现，通过在不同时间（如凌晨和下午）做运动试验及观察各类抗心绞痛药物（如β受体阻滞剂、钙拮抗剂等）对运动试验结果的影响，证实了某些劳力因素（包括运动）引起的心绞痛或心肌缺血是由冠状动脉痉挛造成的，这一研究最终获得了冠状动脉造影的证实，纠正了过去对劳力性心绞痛和运动试验阳性意义的某些片面认识。因此，平板运动试验对冠状动脉痉挛诊断有一定提示作用。

（二）药物激发试验

目前临床广泛应用的药物激发试验主要有两种，即乙酰胆碱激发试验和麦角新碱激发试验。

1. 乙酰胆碱激发试验　指经由冠状动脉内注射乙酰胆碱来诱发痉挛。该实验有一定的风险，需在监护下小心操作。常用的给药方法是先将乙酰胆碱以5ml生理盐水稀释，然后采用10μg、20μg、30μg、40μg、50μg、80μg和100μg递增式注入冠状动脉；也可采用20μg、50μg和100μg快速递增法。一般右冠状动脉内最大量50μg，左冠状动脉内最大量100μg。每次给药时间均应控制在20秒以上，且每次间隔时间为5分钟或5分钟以上。通常在用药后3分钟行冠状动脉摄影，并观察患者的症状及心电图，以判定有否痉挛。若已证实有冠状动脉痉挛，而痉挛在2分钟内不能自行终止，应向其冠状动脉内注入硝酸甘油0.1～0.2mg。乙酰胆碱试验国际国内尚无统一标准。在欧洲，乙酰胆碱激发试验通常标准为在50～60μg

的激发剂量下冠状动脉出现75%～90%的可逆性缩窄；而日本标准为在100μg的激发剂量下冠状动脉出现99%的可逆性缩窄[22]。国内向定成等引入了临床症状（胸痛）和冠状动脉受激发收缩双标准，认为国内乙酰胆碱激发试验标准应为在60μg的激发剂量下冠状动脉出现90%的可逆性缩窄伴胸痛（有或无心电图改变），该标准对国人是安全有效的。

2.麦角新碱激发试验　是一个比较敏感和有诊断价值的试验，由于冠状动脉内少量给药即可引起长时间痉挛而导致心肌梗死[23]。因此，该试验适用于冠状动脉造影正常或接近正常者，并应在具有复苏设备、药物及训练有素医务人员的导管室内进行。试验从小剂量开始逐渐增加，麦角新碱常以0.02mg开始，每隔5分钟一次逐渐增量，一般可增至0.2mg。如出现心绞痛，心电图ST段抬高，冠状动脉发生痉挛则为阳性。诱发痉挛后，可用硝酸甘油冠状动脉内注射解痉。麦角新碱试验敏感性和特异性均较高，因为存在发生顽固性痉挛，甚至冠状动脉内注射硝酸甘油也不能迅速缓解，以致引起心肌梗死或心搏骤停的可能性，安全性仍是一个重要问题，故目前临床多不采用。

早期临床研究采用静脉注射激发测试，患者接受较大剂量的麦角新碱及乙酰胆碱后，往往导致较严重的心血管及全身不良反应，故目前主要采用冠状动脉内注射药物激发冠状动脉痉挛。创伤性药物激发试验主要应用于静息性胸痛发作并怀疑冠状动脉痉挛的患者，可以大大提高冠状动脉痉挛的检出率。对于冠状动脉造影未见明显固定性狭窄的胸痛或胸闷患者，可在造影后进行药物激发试验以明确或排除冠状动脉痉挛。目前冠状动脉内注射麦角新碱是检测冠状动脉痉挛敏感性与特异性最高的方法。

（三）非创伤性激发试验

冠状动脉痉挛的非创伤性激发试验包括过度换气试验、冷加压试验、清晨运动试验等，尽管特异性较高，但因敏感性太低难以满足诊断要求。

过度换气试验（HV）是一种无创、简便、比较安全及特异性高的诱发冠状动脉痉挛的方法。HV的阳性诱发率与患者是否有冠状动脉狭窄并无关系；与患者的高血压、糖尿病、高胆固醇血症、吸烟、饮酒等因素也无关系。过度换气试验的具体方法是让患者深呼吸，频率为30次/分，共6分钟。继续心电图监测，直到过度换气终止后6分钟，因为有些患者的ST段抬高发生在过度换气终止以后。可疑冠状动脉痉挛患者，可择机做2～3次本试验，以提高诊断率。注意事项：①试验前停止使用钙拮抗剂等血管扩张类药物3天，如心绞痛发作，可口含硝酸甘油0.6～1.2mg。停药后自行发生心绞痛者，应终止本试验，并予积极治疗。②试验宜在清晨7时左右施行。③试验宜在导管室或具有除颤器等心肺脑复苏设备的房间进行。本试验特异性为100%，但敏感性仅为60%～70%。本试验阳性者可确定诊断，阴性者不能除外冠状动脉痉挛存在。

近年来发现，联合应用2种激发试验有可能提高诊断准确率，且在清晨进行可提高检测阳性率。在不具备创伤性药物激发试验及联合负荷试验诊断条件时，可以作为初步筛查。目前主要包括以下2种方法：①冷加压与过度换气试验联合，超声心动图监测下的冷加压与过度换气试验联合诊断冠状动脉痉挛的敏感性、特异性和诊断准确率均超过90%；②过度换气与清晨运动试验联合，在狭窄程度＜50%的冠状动脉痉挛患者中，敏感性则为63%，特异性接近100%。

（四）冠状动脉造影

Chahine于1985年提出了冠状动脉造影诊断冠状动脉痉挛的三条标准：①冠状动脉出现一过性狭窄；②冠状动脉粥样硬化性狭窄部位或正常管腔出现一过性完全阻塞；③应用硝酸甘油或其他扩血管药物后可使狭窄或阻塞迅速消失，或痉挛自行解除。凡符合其中两项即可诊断为冠状动脉痉挛。冠状动脉痉挛试验阳性即伴有心绞痛症状、心电图缺血性ST变化的同时，冠状动脉造影显示血管一过性的完全或次全闭塞（管腔直径狭窄程度＞90%）。

（五）核素心肌灌注显像

冠状动脉造影与心肌灌注显像可从两个不同的侧面反映冠心病患者的情况，前者主要显示冠状动脉的形态学变化，至于冠状动脉狭窄所致的后果，心肌缺血的部位与范围，心脏功能状态则需做心肌灌注显像检查。狭窄与缺血并不完全一致。多支冠状动脉血管病变时，其中某1支或2支引起的缺血更严重。心肌显像不正常，表现为严重狭窄血管供应区的灌注缺损，即所谓的"罪犯"血管。如冠状动脉狭窄的程度较轻，部位偏远，或有明显的侧支循环形成，可以完全不出现心肌缺血，表现为灌注显像正常。冠状动脉痉挛引起心肌缺血时，冠状动脉造影往往正常，而心肌显像异常。具体操作方法：先在早晨作一次运动或药物心肌灌注显像，发现心肌缺血后隔日早晨服用钙拮抗剂后再做一次，如果第二次检查未见异常，高度怀疑为冠状动脉痉挛引起的心肌缺血。

六、诊断及鉴别诊断

从临床表现方面看，典型冠状脉痉挛好发于40岁以上的人群，男性多于女性，常有吸烟、酗酒、可卡因滥用或"三高"史。症状特点是多发生于休息状态或运动后恢复过程中；发作呈现显著的时间规律性，多在后半夜至上午时段发作（也可发生于其他时间），午后较少发作，清晨轻微劳力即可诱发，午后剧烈活动也不会诱发；胸痛多呈一过性。治疗上含服硝酸甘油有效，而β受体阻滞剂不能减少其发作。心电图有一过性ST段抬高和T波高耸；行冠状动脉造影血管正常或可见动脉硬化斑块。确定诊断需要做冠状动脉激发试验，诱发局限性或节段性冠状动脉痉挛。如果严重而持续的冠状动脉痉挛导致心肌梗死，其诊断应按照急性心肌梗死有关指南进行。

参照2015冠状动脉痉挛综合征诊断与治疗中国专家共识[24]，冠状动脉痉挛的诊断流程见图2-1。

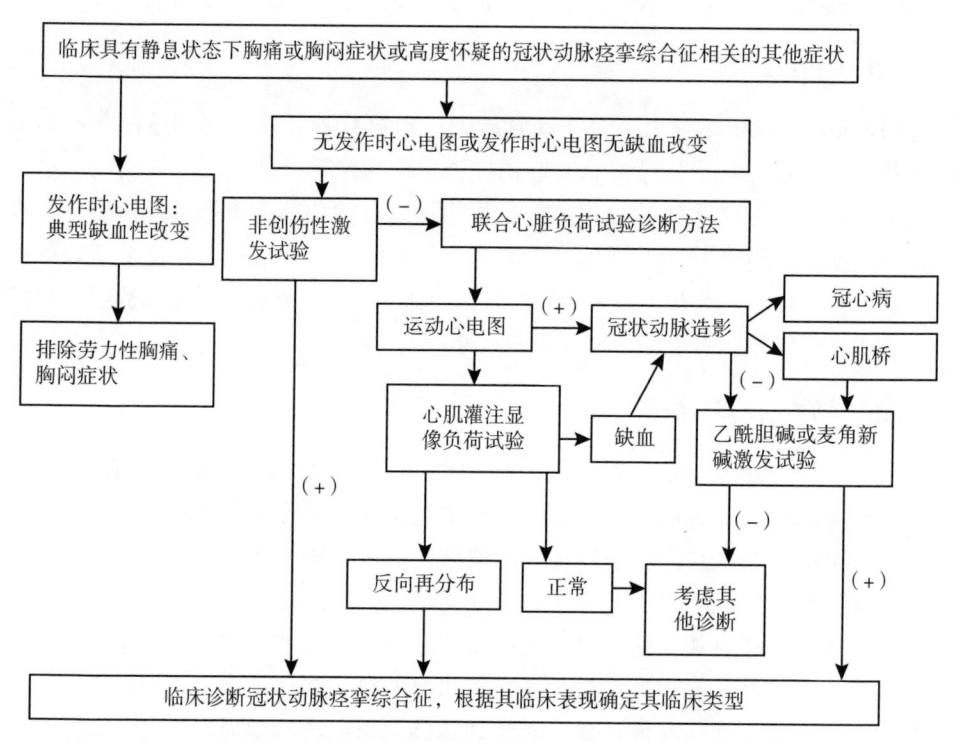

图2-1 冠状动脉痉挛综合征诊断流程[24]

冠状动脉痉挛首先应与冠心病心绞痛鉴别。两者症状发作的特点有所不同，冠状动脉造影可予以确诊，前者无明显狭窄，后者冠状动脉狭窄显著。另外，冠状动脉痉挛也不易与微血管性心绞痛区别。微血管病性心绞痛有劳力性心绞痛表现，存在心电图等心肌缺血的客观证据，易诊断为冠心病心绞痛。不过该病多发于年轻或中年女性，常无冠心病危险因素，而冠状动脉造影正常可除外冠心病，但不能排除冠状动脉痉挛。其与冠状动脉痉挛的鉴别最终需要靠冠状动脉激发试验确定，激发试验阴性者可排除冠状动脉痉挛。冠状动脉痉挛也需与心肌桥鉴别。后者是一种先天性的冠状动脉血管走行异常。正常情况下冠状动脉走行于心外膜表面，心肌桥是一段冠状动脉行走于心室壁与心肌纤维之间，即穿过"肉"内。心脏收缩期时，可压迫冠状动脉，导致血管狭窄甚至闭塞，严重时可发生心肌缺血，出现胸痛。一般情况下心肌桥属于良性异常，不过也可能造成急性心肌梗死、恶性心律失常、晕厥、房室传导阻滞和心脏猝死等严重事件。应该引起注意的是，存在冠状动脉粥样硬化和心肌桥的患者易发生冠状动脉痉挛。因此，有时临床上很难判断症状是冠状动脉粥样硬化或心肌桥造成，还是在中、重度冠状动脉狭窄或心肌桥的基础上合并冠状动脉痉挛。

七、治疗

（一）急性发作期

治疗原则：迅速缓解冠状动脉痉挛的持续状态。

（1）硝酸酯类药物：首选硝酸甘油，舌下含服或喷雾剂口腔内喷雾。

（2）钙离子拮抗剂：短效钙离子拮抗剂，与硝酸酯类药物联用能提高疗效；推荐地尔硫䓬静脉滴注或冠状动脉内注射。

（3）镇静镇痛药物：慎用吗啡。

（4）抗血小板药物：应尽早使用，可予阿司匹林300mg和氯吡格雷300～600mg负荷剂量，后续阿司匹林100mg/d和氯吡格雷75mg/d常规剂量维持。

（5）并发症处理：以AMI恶性心律失常或者心搏骤停等急症为表现的冠状动脉痉挛综合征应及时对症抢救。

（6）冠状动脉介入治疗（PCI）：直至目前为止，尚无临床研究证实，对于无明显冠状动脉器质性狭窄的冠状动脉痉挛施行PCI可能获益。与欧美人不同，大多数日本冠状动脉痉挛患者为冠状动脉轻度狭窄伴多支痉挛，即使施行PCI联合钙拮抗剂治疗，术后冠状动脉痉挛消失的可能性也较低。不建议对无严重器质性狭窄的冠状动脉痉挛患者施行PCI。虽然我国尚缺乏冠状动脉痉挛的流行病学资料，但是在临床实践中经常遇到患者具有典型心绞痛或AMI的症状与心电图变化，却被证实冠状动脉造影结果正常。推测上述心脏事件可能与严重、持续的冠状动脉痉挛相关。中国人与日本人、韩国人具有相似的人种特征，了解日本冠状动脉痉挛指南的诊断方法、步骤与治疗原则有助于进一步了解心绞痛的发生机制，拓宽临床诊断思路。

（二）稳定期

治疗原则：坚持长期治疗，目的是防止复发，减少冠状动脉痉挛性心绞痛或无症状性心肌缺血的发作，避免或降低冠状动脉痉挛诱发的急性心脏事件。

1.非药物治疗　与慢性稳定型心绞痛的治疗相似，指南强调了治疗性生活方式改变及冠心病危险因素的控制，包括戒烟限酒、控制血压、维持适当的体重、纠正糖耐量异常与高脂血症、避免过度劳累和减轻精神压力，以上均被确定为Ⅰ类推荐。

2.药物治疗

（1）钙离子拮抗剂：被指南推荐为预防冠状动脉痉挛发作的首选药物。日本的一项长期队列研究发现，盐酸贝尼地平不但具有缓解冠状动脉痉挛患者心绞痛症状的作用，而且相较于地尔硫䓬、维拉帕米及其他二氢吡啶类钙离子拮抗剂，能够延长患者的生命。需要注意的是，长期使用钙离子拮抗剂后突然停药可能出现症状加重的反跳现象；因此，应该逐渐减量。每次减量时均进行24小时动态心电图等检查，确认无冠状动脉痉挛恶化，此法与慢性心绞痛的治疗有所不同。

（2）硝酸酯类药：短效硝酸酯也是迅速缓解冠状动脉痉挛最有效的药物，发作时可以通过舌下含服或者静脉内给药；长效硝酸酯类可作为预防发作的首选。

（3）他汀类药物：改善血管内皮功能，应坚持长期应用，但尚无充分的循证医学证据。

（4）抗血小板治疗：阿司匹林100mg/d，以防发生急性冠状动脉事件。

（5）其他药物：尼可地尔可以选择性地扩张冠状动脉，联合治疗对患者的血压、心率影响少，也可作为预防冠状动脉痉挛发作的药物。其他可能抑制冠状动脉痉挛的药物如维生素E等抗氧化剂、类固醇激素、雌激素可能对冠状动脉痉挛有效，但是需要针对其特定的治疗人群应用。

（6）β受体阻滞剂：虽然β受体阻滞剂被各种慢性稳定型心绞痛指南列为能够有效减轻心肌缺血和改善预后的药物，但是也有导致α受体兴奋、诱发冠状动脉痉挛的可能。因此，对冠状动脉无显著狭窄的冠状动脉痉挛患者禁忌单独使用。

八、预后

吸烟、冠状动脉管腔狭窄等已经被证实是影响冠状动脉痉挛预后的因素。根据日本对于冠状动脉痉挛的大样本相关研究存活率的报道，患者1年、5年、10年的生存率分别是98%、96.6%、92.9%。研究显示，伴有冠状动脉狭窄的患者不良事件发生率较无狭窄患者高，后者无事件生存率明显高于前者。一组学者将冠状动脉痉挛患者分为管腔无狭窄组与狭窄组，进行长期随访研究[25]，无狭窄组1年、5年、10年生存率分别为93.3%、85.5%、79.6%，而狭窄组分别为88.9%、68%、38%。二者存在明显的统计学差异，结果表明冠状动脉痉挛合并冠状动脉管腔狭窄的患者预后较无狭窄患者差。研究证实，坚持服用相关药物、改善生活方式，大多数冠状动脉痉挛患者预后还是很好的[26]。

九、典型病例

典型病例一

患者男性，28岁，主因"发作性胸痛15天"入院。患者15天前饮酒后突然出现胸闷、胸痛，位于心前区，呈阵发性，并向左肩背部放射，持续约1小时未缓解，伴气短、出汗、心悸，入当地医院就诊，行心肌酶谱及心电图检查后诊断为"冠心病、急性心肌梗死"，给予"抗血小板、调脂、改善心肌代谢"等治疗，患者仍时有胸闷、胸痛发作。患者发病15天后从外地转来笔者所在医院进行诊治。患者既往无高血压病、2型糖尿病病史，无早发性冠心病家族史；有吸烟史3年，10支/天，间断饮酒史3年，每次量不等。查体：体温（T）36.4℃，心率（P）72次/分，呼吸（R）17次/分，血压（BP）124/68mmHg，自主体位，神清合作，口唇无发绀，颈静脉无怒张，双肺呼吸音清，未闻及干湿啰音，心界不大，心率72次/分，律齐，各瓣膜区未闻及杂音，未闻及心包摩擦音。肝、脾肋缘下未触及，双下肢无水肿。辅助检查：入院后心电图：窦性心律，电轴右偏，V1～V3、Ⅰ、aVL异常Q波，ST-T改变（图2-2）；心脏超声：左心增大、左室壁运动普遍

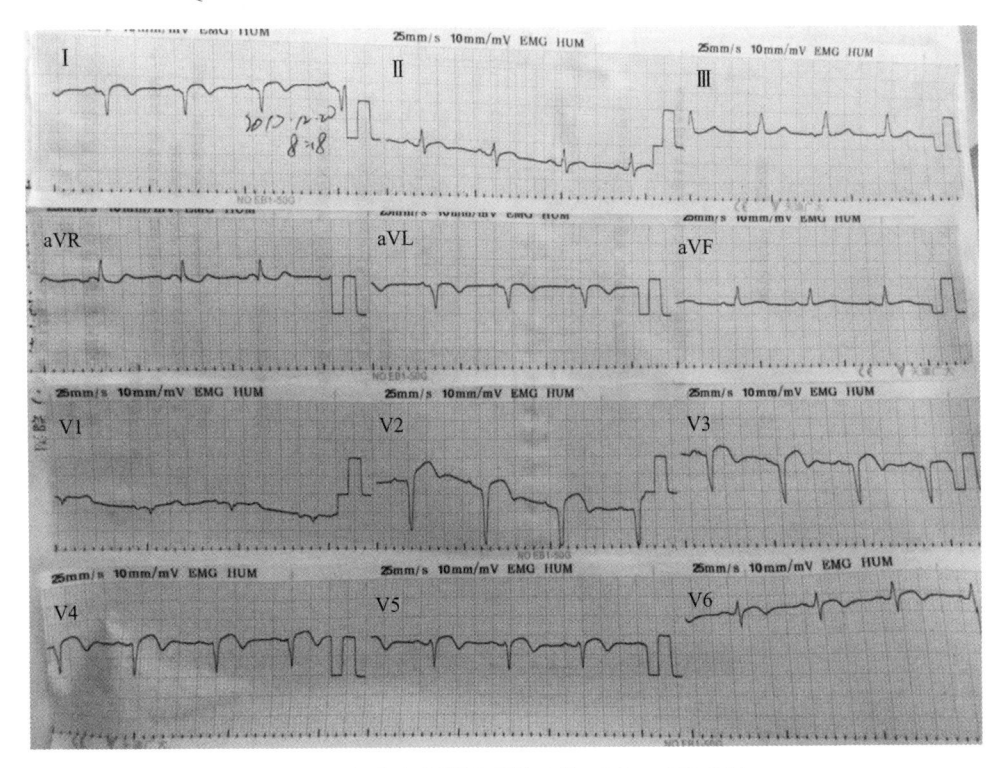

图2-2 入院心电图示窦性心律，V1～V4 Q波

减低，二尖瓣反流，左室功能减低。实验室检查：血常规：白细胞8.51 g/L，中性粒细胞63.8%，血红蛋白123 g/L，血小板185 g/L。生化：谷丙转氨酶（ALT）22 g/L，谷草转氨酶（AST）30 g/L，总胆红素（TBIL）10.7μmol/L，直接胆红素（DBIL）5.5 μmol/L，肌酐（CREA）27μmol/L，K^+ 3.9mmol/L，Na^+ 138mmol/L，三酰甘油（TG）0.82 mmol/L，总胆固醇（TC）3.70mmol/L，LDL-C 2.95 mmol/L。凝血相关指标：凝血酶原时间（PT）12.1s，国际标准化比值（INR）0.87，D-二聚体 0.06mg/L。NT-proBNP107pg/ml。

入院诊断：冠状动脉粥样硬化性心脏病，急性ST段抬高型心肌梗死。

病例简析：患者是在大量饮酒后发生的急性心肌梗死。可以看出烟酒对心血管的危害相当严重，是部分青中年心肌梗死甚至猝死的罪魁祸首。入院后行PCI显示：左主干、回旋支及右冠状动脉血管形态大致正常，前向血流TIMI3级（图2-3）。冠状动脉上有α、β两种肾上腺素能受体，α受体被激活时，引起冠状动脉收缩，β受体被激活时引起冠状动脉舒张。交感神经兴奋时可同时激活α和β受体。但在一般情况下交感神经对冠状动脉的缩血管作用占优势。交感神经过度兴奋，血浆儿茶酚胺的浓度升高，可引起血管收缩，心肌耗氧量增加，过量的儿茶酚胺可导致冠状动脉痉挛和心肌缺血。

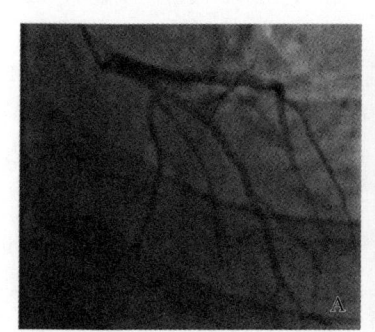

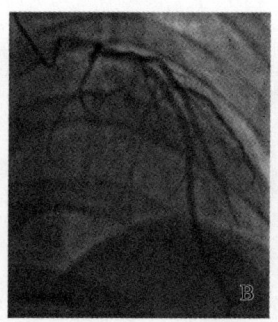

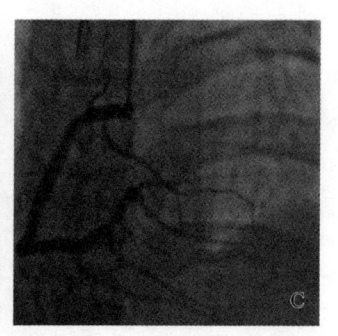

图2-3 病例一患者冠状动脉造影图像

正足位（A）及正头位（B）清晰显示左前降支及左回旋支未见狭窄，正头位（C）清晰显示右冠状动脉无明显狭窄。但三支血管有管壁不规则

患者出院后除了常规的抗血小板药物、他汀类调脂药及钙离子拮抗剂治疗外，由于心脏功能严重受损，左心室明显扩大，EF值徘徊在40%左右，还在服用曲美他嗪、安体舒通（螺内酯）、辅酶Q10和美托洛尔等药物。

典型病例二

患者男性，57岁，因间断性胸痛2个月，劳累后加重10小时入院，既往高血压病史5年，平时规律服药，血压控制尚可。入院急查心肌梗死三项：肌钙蛋白定量1.415 ng/ml、肌红蛋白测定58.3ng/ml、肌酸激酶同工酶71U/L。心电图示：窦性心律，Ⅱ、Ⅲ、aVF导联ST段抬高（图2-4）。入院诊断：冠心病，急性心肌梗死，心功能分级（Killip）Ⅰ级；高血压病3级（极高危）。

患者入院后PCI示：冠状动脉左主干无明显狭窄，前降支无明显狭窄，血流TIMI3级（图2-5A）；回旋支细小，右冠状动脉近段可见最终狭窄约90%，血流TIMI3级（图2-5B）。于左冠状动脉注入硝酸甘油后，造影示前降支、回旋支增粗，未见明显狭窄，血流TIMI3级（图2-5C）；右冠状动脉内注入硝酸甘油后，造影示右冠状动脉增粗，近段局限性狭窄90%，TIMI3级（图2-5D），3分钟及5分钟后再分别行右冠状动脉造影示右冠状动脉近段狭窄明显缓解及消失，血流TIMI3级（图2-5E，图2-5F）。此病例提示，冠状动脉痉挛可以是发作性的也可以是持续性的。更准确地说，是持续性痉挛狭窄，发作性加重（狭窄＞90%，导致心绞痛发作或心肌梗死发生）。所以，抗痉挛药物要长期服用，无论是否有症

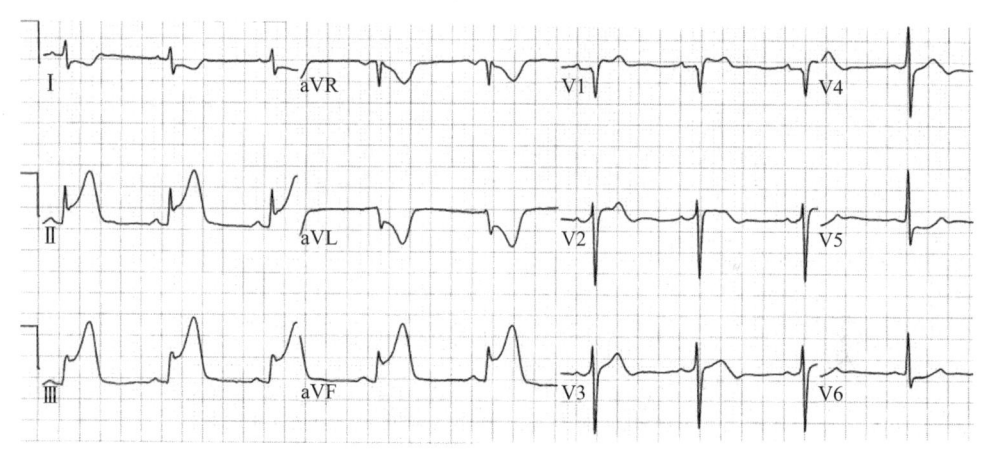

图2-4 病例二发病时的心电图
Ⅱ、Ⅲ、aVF导联ST段抬高

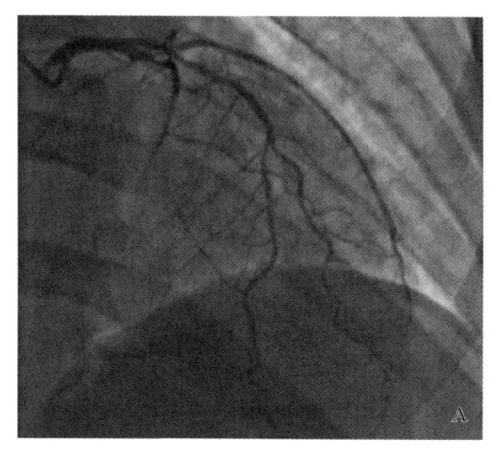

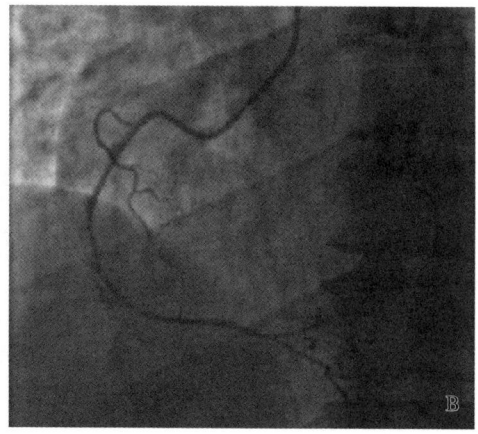

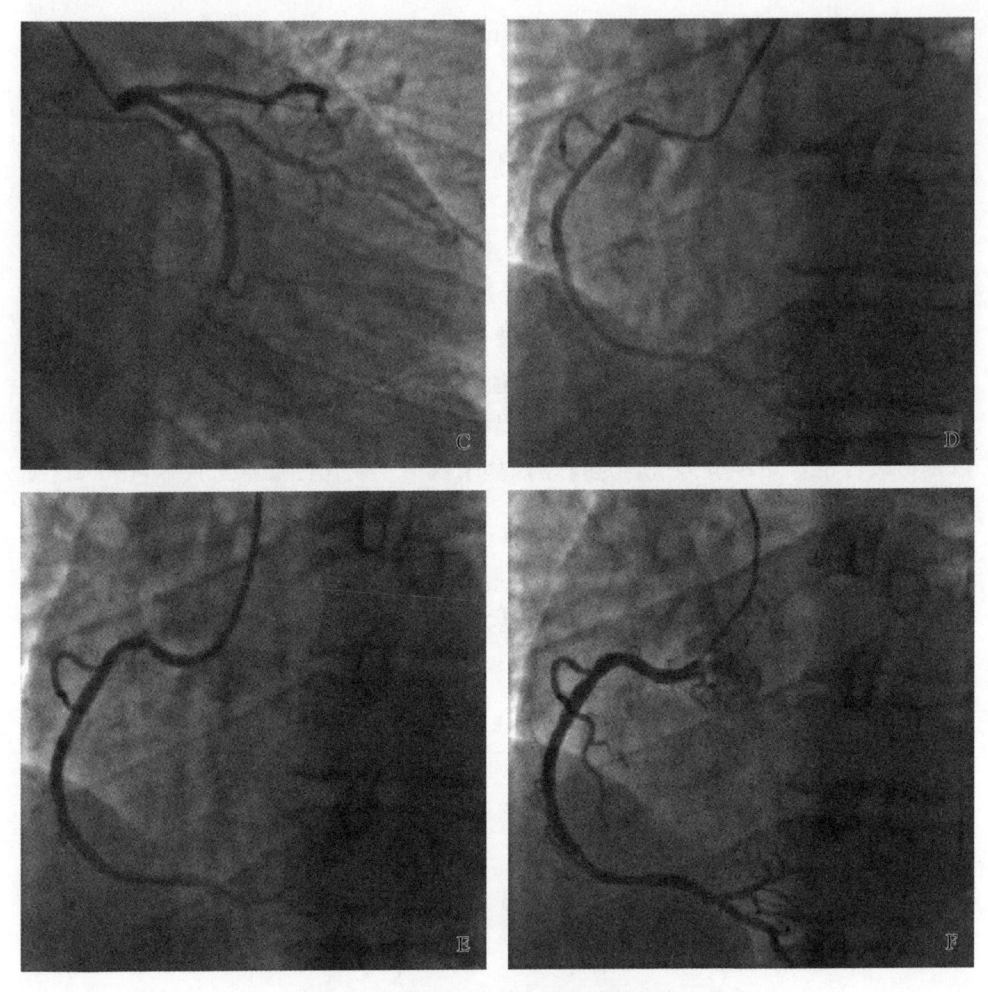

图2-5 病例二患者入院后造影图像

A，B.硝酸甘油应用之前的左冠状动脉和右冠状动脉造影图像；C.硝酸甘油冠状动脉内注射后的左冠状动脉造影图像；D，E，F.硝酸甘油冠状动脉内注射之后的右冠状动脉造影图像

状发作。普通冠心病患者，尤其PCI术后患者，冠状动脉痉挛发生概率为50%以上，只是程度不同，都应该坚持长期服用硝酸酯类药物。

主要参考文献

[1] Akasaka T, Hattori R, Inoue T, et al. Guidelines for Diagnosis and Treatment of Patients with Coronary Spastic Angina（JCS2008）. Circ J, 2008, 72（Suppl 4）: 1195-1238.

[2] Prinzmetal M, Kennamer R, Merliss R, et al. Angina pectofis I A variant form of angina pectoris: preliminary report. Am J Med, 1959, 27: 375-388.

[3] Yasue H, Nakagawa H, Itoh T, et al. Coronary artery spasm-clinical features, diagnosis,

pathogenesis, and treatment. J Cardiol, 2008, 51（1）: 2-17.

［4］Hung MY, Hsu KH, Hu WS, et al. Gender-specific prognosis and risk Impact of C-reactive protein, hemoglobin and platelet in the development of coronary spasm. Int J Med Sci, 2013, 10（3）: 255-264.

［5］Ishii M, Kaikita K, Sato K, et al. Acetylcholine-provokedcoronary spasm at site of significant organic stenosis predicts poor prognosis in patients with coronary vasospastic angina. J Am Coll Cardiol, 2015, 66（10）: 1105-1115.

［6］向定成, Kleber FX. 吸烟和高脂血症是冠状动脉痉挛的重要危险因子. 中华心血管病杂志, 2002, 30: 53-56.

［7］王元, 向定成. 一氧化氮合酶基因多态性与冠状动脉痉挛的相关性. 岭南心血管病杂志, 2015, 21（1）: 123-125.

［8］Choi WG, Kim SH, Rha SW, et al. Impact of old age on clinical and angiographic characteristics of coronary artery spasm as assessed by acetylcholine provocation test. Geriatr Cardiol, 2016, 13（10）: 824-829.

［9］向定成, 易绍东. 冠状动脉痉挛的诊断与治疗. 北京: 人民军医出版社, 2013.

［10］Miwa K, Nakagawa K, Yoshida N, Taguchi Y, Inoue H. Lipoprotein（a）is a risk factor for occurrence of acute myocardial infarction in patients with coronary vasospasm. J Am Coll Cardiol. 2000 Apr; 35（5）: 1200-5.

［11］Oliva PB, Potts DE, Pluss RG. Coronary arterial spasm in Prinzmetal angina. Documentation by coronary arteriography. N Engl J Med, 1973, 288: 745-751.

［12］Sueda S, Kohnn H, Fukuda H, et al. Frequency of provoked coronary spasms in patients undergoing coronary arteriography using a spasm provocation test via intracoronary administration of ergonovine. Angiology, 2004, 55: 403-411.

［13］Keaney JJ. Obesity and systemic oxidative stress: clinical correlates of oxidative stress in the Framingham Study. Arterioseler Thromb Vase Biol, 2003, 23: 434-439.

［14］Mashiba J, Koike G, Kamiunten H, et al. Vasospastic angina and microvascular angina are differentially influenced by PON1 A632G polymorphism in the japanese. Circ J, 2005, 69（12）: 1466-1471.

［15］Miwa K, Kishimoto C, Nakamura H, et al. Increased oxidative stress with elevated serum thioredoxin level in patients with coronary spastic angina. Clin Cardiol, 2003, 26（4）: 177-181.

［16］Kawano H, Ogawa H. Endothelial function and coronary spastic angina. Inter Med, 2005, 44（2）: 91-99.

［17］Kandabashi T, Shimokawa H, Miyata K, et al. Inhibition of myosin phosphatase by upregulated Rho-kinase plays a key role for coronary artery spasm in a porcine model with inter-leukin-1β. Circulation, 2000, 101（11）: 1319-1323.

［18］Nobe K, Paul RJ. Distinct pathways of Ca^{2+} sensitization in porcine coronary artery. Circ Res, 2001, 88（12）: 1283-1290.

［19］Shimokawa H, Takeshita A. Rho-kinase is an importanttherapeutic target in cardiovascular medicine. Arterioscler Thromb Vasc Biol, 2005, 25（9）: 1767-1775.

[20] Kim MH, Park EH, Yang DK, et al. Role of vasospasm in acute coronary syndrome: insights from ergonovine stress echocardiography. Circ J, 2005, 69: 39-43.

[21] Ong P, Athanasiadis A, Borgulya G, et al. Clinical usefulness, angiographic characteristics, and safety evaluation of intracoronary acetylcholine provocation testing among 921 consecutive white patients with unobstructed coronary arteries. Circulation, 2014, 129: 1723-1730.

[22] Takagi S, Goto Y, Hirose E, et al. Successful treatment of refractory vasospastic angina with corticosteroids. Circ J, 2004, 68（1）: 17-22.

[23] Kandabashi T, Shimokawa H, Mukai Y. et al. Involvement of Rho-kinase in agonists-induced contractions of arteriosclerotic human arteries. Arterioscler Thromb Vasc Biol, 2002, 22（2）: 243-248.

[24] 向定成，曾定尹，霍勇. 冠状动脉痉挛综合征诊断与治疗中国专家共识. 中国介入心脏病学杂志，2015，23: 181-186.

[25] Lanza GA, Pedrotti P, Pasceri V, et al. Autonomic changes associated with spontaneous coronary spasm in patients with variant angina. J Am Coil Cardiol, 1996, 28: 1249-1256.

[26] 向定成，何建新，洪长江，等. 非典型性冠状动脉痉挛患者的临床特点及近期预后. 中华心血管病杂志，2006，34: 227-230.

第3章

冠状动脉粥样硬化斑块破裂引起的心肌梗死

一、概述

研究显示[1]，90%左右的急性心肌梗死（AMI）病例冠状动脉造影显示存在阻塞性冠状动脉疾病（CAD），但仍有10%的病例行冠状动脉造影时未见明显阻塞，研究人员称之为冠状动脉非阻塞性心肌梗死（MINOCA）。动脉粥样斑块破裂是导致MINOCA的常见病因。此类心肌梗死患者往往较阻塞性心肌梗死患者年轻，男性发病率稍高于女性。MINOCA心电图可表现为ST段抬高，也可无ST段抬高，女性患者ST段抬高与未见抬高的数量比例相似，男性患者ST段抬高较多。

二、发病机制及病理生理

1.发病机制　冠状动脉易损斑块破裂。

动脉粥样硬化斑块破裂是MINOCA的常见原因。即使没有发现血栓，斑块破裂也包含在心肌梗死通用定义的1型AMI中。MINOCA占所有1型AMI病例的5%～20%。术语"破裂"涵盖了斑块破裂的影像学和病理学表现，MINOCA心电图可表现为ST段抬高，也可无ST段抬高。

2.斑块破裂的诱发因素

（1）斑块内脂质池大小：斑块内脂质池中主要为胆固醇酯和少量三酰甘油，主要来源于血浆脂蛋白或泡沫细胞坏死后释出的脂类，按照其脂质含量的多少可将斑块分为五种类型，Ⅰ型、Ⅱ型、Ⅲ型斑块为稳定性斑块，脂质核心体积不大，Ⅳ型、Ⅴ型斑块为不稳定性斑块，由于脂质池已明显增大，并移出细胞，此时斑块内几乎无细胞存在。同时纤维帽也相应变薄，斑块则进入非常易损期，随时有发生破裂的可能。

（2）斑块内的炎症反应：斑块是否发生破裂与斑块内的炎症反应强度有密切的关系。在斑块的破裂部位，可见大量巨噬细胞浸润。如前所述，除单核细胞、巨噬细胞及T淋巴细胞的作用外，中性粒细胞和血小板亦参与其炎症反应。现已知活化的血小板主要通过其炎症介质CD40L和P-选择素等途径加速炎症反应，因此抗血小板治疗对于抑制动脉粥样硬化和稳定斑块亦有不可忽视的作用。

（3）纤维帽厚度：纤维帽在厚度、细胞构成、基质承受力和硬度等方面都有较大差异。纤维帽内主要是平滑肌细胞，由血管中膜的平滑肌细胞增生，迁移至内皮下。这种平滑肌细胞已失去收缩性能，转变为代谢型平滑肌，代谢型平滑肌可分泌胶原蛋白、弹性蛋白及整合素和一些蛋白多糖。

3.血栓形成的类型及其影响因素　斑块一旦发生破裂，导致出血和破裂处形成血小板血栓，其后腔内血栓的类型及其临床后果大致分为以下三种情况：①破裂处的血栓不断增大，突入管腔，最终使管腔接近或完全闭塞，造成AMI。闭塞性血栓自发溶解或经溶栓治疗后血管再通转变为②、③类型，但坏死心肌不可逆转，其左心功能已明显受损。②血栓突入管腔，严重阻塞血流，单独或与血管收缩因素并存导致不稳定型心绞痛或非Q波性AMI，其后血栓机化使冠状动脉狭窄加重，或血小板血栓脱落，栓塞于血管远端，造成非Q波性AMI。③裂隙中的血栓长入管腔，由于阻塞程度不重，未产生临床症状，或腔内血栓形成后自发溶解，使管腔基本保持通畅状态。以上血栓形成的类型主要取决于以下因素。

（1）损伤程度：窄且长度短的破裂口，可仅形成附壁血栓，而长且宽的深层损伤易形成闭塞性血栓。

（2）脂质池中的脂质含量：V型斑块具有脂质池大，纤维帽薄的特点，故当脂质核心呈偏心，向管腔超过血管环状面的45%时，其纤维帽的侧缘（肩部）因牵拉力最高，最容易发生破裂。

（3）血栓形成和血栓溶解之间的平衡：在一定时间范围内，血栓的增长和消退呈动态变化的过程。早期的血小板血栓是不稳固的，易脆且容易被血流冲走。在有正常纤溶功能的情况下，血栓形成受到很大的限制，需致血栓形成的病理因素反复、强烈的刺激才有可能。

（4）斑块表面的粗糙程度：严格来说，冠状动脉内斑块有两种表现形式，多数为斑块破裂后继发血栓形成，附壁血栓一旦机化，斑块则趋于稳定，少数表现为斑块糜烂或为溃疡性病变，糜烂面粗糙并长期不愈合，是导致持续性血小板活化和血栓形成的因素。

4.心肌缺血和坏死　冠状动脉急性狭窄或闭塞的直接结果是心肌缺血或坏死，通常由心内膜下扩向心外膜下。缺血或坏死范围的大小取决于冠状动脉供血范围、减少的程度和时间，以及有无侧支循环形成。

5.病理生理　AMI的病理生理特征是由于心肌丧失收缩功能所产生的左心室收缩功能降低、血流动力学异常和左心室重构，心肌再灌注损伤、无再流，以及修复和再生。AMI患者左心室节段、整体收缩和舒张功能下降的同时，即产生特征性的血流动力学异常：每搏输出量（SV）、心排血量（CO）降低和左心室舒张末压（LVEDP）异常升高。前者主要影响前向动脉供血，致血压和组织灌注降低；后者则引起后向淤血，致肺淤血或肺水肿；两者综合在临床上表现为不同程度的左心衰，严重时出现急性肺泡性肺水肿和心源性休克。AMI的血流动力学异常程度也取决于心肌梗死和缺血范围的大小和左心室收缩功能降低的程度[2,3]。

（1）左心室收缩功能降低：AMI后3～5分钟，梗死区心肌很快丧失收缩功能而产生左心室受累节段收缩功能减弱或消失。临床上则表现为不同程度的泵衰竭，即左心衰、肺水肿，甚至心源性休克。左心室整体收缩功能降低的程度取决于MI面积的大小和左心室节段运动异常的范围。若MI面积＞40%，则临床上产生心源性休克，若节段运动异常的范围＞25%，则临床上可出现左心衰。

（2）血流动力学异常：1967年，Killip等根据AMI患者的临床表现所提出的心功能分级（Killip Ⅰ～Ⅳ级，分别代表正常、轻、中和重度心力衰竭和心源性休克）就已较好地反映出上述不同程度的血流动力学异常。1976年，Swan、Forrester利用Swan-Ganz右心漂浮导管对AMI患者进行血流动力学监测，根据所测CO，计算出心输出指数（CI）和反映LVEDP的肺毛细血管楔压（PCWP），将AMI的血流动力学分为以下四种类型：Ⅰ型，正常型，即CI[＞2.2L/（min·m^2）]和PCWP（≤18mmHg）均在正常范围，组织灌注正常，也无肺淤血；Ⅱ型，肺淤血、水肿型，即CI正常[＞2.2L/（min·m^2）]，仅PCWP升高（＞18mmHg），组织灌注正常，仅有肺淤血、肺水肿；Ⅲ型，组织低灌注型，即CI[≤2.2L/（min·m^2）]降低，但PCWP正常（≤18mmHg），仅有组织低灌注，但无肺淤血；Ⅳ型，心源性休克型，既有CI降低[≤2.2L/（min·m^2）]，又有PCWP升高（＞18mmHg），临床既有组织低灌注，又有肺水肿的典型心源性休克表现。这一经典分型，对于临床正确估测AMI患者血流动力学状态和预后，指导临床正确治疗具有重要的意义。

（3）左心室重构和扩大：AMI致左心室节段和整体收缩、舒张功能降低的同时，机体迅速激活交感神经系统、肾素-血管紧张素-醛固酮系统（RAS）和Frank-Starling等代偿机制，一方面通过增强非梗死节段的收缩功能、增快心率，代偿性增加已降低的SV和CO，并通过左心室壁伸长和肥厚增加左心室舒张末容积（LVEDV）进一步恢复SV和CO，降低升高的LVEDP；但另一方面，同时启动了左心室重塑和扩大的过程。

AMI左心室重塑是指AMI后所产生左心室大小、形状和组织结构的变化过程，亦即梗死区室壁心肌的变薄、拉长，产生"膨出"即梗死扩展（infarct expansion）和非梗死区室壁心肌的反应性肥厚、伸长，致左心室进行性扩张和变形伴心功能降低的过程。AMI左心室重塑与临床上产生心脏破裂、真（假）室壁瘤形成等严重并发症和心脏扩大、心力衰竭有关，是影响AMI近、远期预后的主要原因之一。因此，积极防治AMI左室重塑对于预防严重并发症和心力衰竭发生，进一步改善AMI患者的近、远期预后均有重要的临床意义。AMI左心室重塑的有效干预措施：①早期（＜6小时）再灌注治疗包括溶栓和急诊PCI；②晚期（＞6小时而＜24小时）冠状动脉溶栓再通、补救性经皮腔内冠状动脉成形状（PTCA）和延迟性或恢复期PCI；③血管紧张素转化酶抑制剂（ACEI）、血管紧张素受体拮抗剂（ARB）、硝酸酯类和β受体阻断药；④避免使用糖皮质激素和非甾体抗炎药[4]。

三、辅助检查

1.心电图变化　可表现为ST段抬高，也可无ST段抬高，无ST段抬高特征性地表现为ST段压低或T波的高尖或深倒、Q波的形成。ST段抬高型心肌梗死又有其特征性改变和动态演变，故临床上只要疑有AMI，就必须尽快记录一张12导联或18导联（加做V7～V9和V3R～V5R）ECG以确定或除外AMI的诊断。AMI时，心肌缺血、损伤和梗死在ECG相应导联上，分别特征性地表现为ST段压低或T波的高尖或深倒、ST段的上抬和Q波的形成。AMI超急性期，即冠状动脉全闭塞伊始，ECG相应导联随即出现短暂的高尖T波，接下来很快进入急性期而出现ST段上抬，伴对侧导联ST段镜向性压低这一冠状动脉急性闭塞致AMI的特征性变化，1～2小时后由于心肌坏死而逐渐出现病理性Q波和R波消失。因此，在AMI早期数小时内，ECG的典型改变是相应导联异常Q波、ST段上抬和T波的直立或浅倒。偶见T波高尖或深倒，提示冠状动脉刚刚发生急性闭塞或闭塞后已有再通。然而，ECG对AMI最具诊断价值的特征性改变是其"动态演变"，即AMI发病后数小时、数天、数周，个别数月中，在ECG上有一个特征性的动态演变过程：抬高的ST段迅速或逐渐回复到等电位线；同时伴相应导联Q波的形成并加深、加宽，R波的降低和消失，呈现典型的QS波形；T波从短暂高尖到自ST段末端开始倒置并渐渐加深至深倒呈对称的"冠状T"，然后逐渐地变浅和直立。ECG若呈这一"动态演变"过程，则可确诊为AMI；无动态演变则可除外诊断，如早期复极综合征和恒定不变冠状T的心尖肥厚型心肌病。另外新出现的完全左束支阻滞（CLBBB）也是AMI特征性改变，提示发生了AMI且预后差。广泛前壁AMI患者出现完全右束支阻滞（CRBBB）者，提示梗死范围大、坏死程度重和预后差。

2.心肌损伤标志物　AMI后，随着心肌细胞坏死和细胞膜的完整性破坏，心肌细胞内的大分子物质即心肌损伤标志物（心肌酶和结构蛋白）开始释放入血，使血中浓度有一异常升高和恢复正常过程，也是临床上诊断AMI的必需依据。目前，临床最常用的心肌标志物包括肌酸磷酸激酶（CPK）或肌酸激酶（CK）及其同工酶MB（CK-MB）、肌红蛋白、肌钙蛋白T（cTnT）或肌钙蛋白I（cTnI）、乳酸脱氢酶（LDH）和同工酶LDH1等。

这些酶一般在AMI发病后4～8小时在血中开始异常升高，平均24小时达峰值，2～3天降至正常水平。只是肌红蛋白升高和峰值提前至12小时；cTnT或cTnI峰值更后，持续时间更长，理论上1～2周才消失，可为晚期AMI（早期已误诊者）诊断提供证据；近年研发的高敏肌钙蛋白T或I（hs-cTnT或cTnI）可在AMI后3～4小时在血中升高，早期诊断的优势突出。为提高对AMI诊断的准确率，临床一般在发病后8～10小时、20～24小时和48小时连续多时间点取血，并检测多个心肌酶谱或组合，观其动态变化，以综合判断。单一CK和CK-MB升高，可见于剧烈运动、肌肉损伤、肌肉按摩和甲状腺功能低[5,6]。

3.其他实验室检查项目　包括血常规、肝肾功能、血脂、血糖、出凝血时间和血气等，属常规检查，然而多不作诊断之用。

4.影像学检查

（1）床旁X线胸片：AMI时能准确评价有无肺淤血和肺水肿存在、消退情况和心影大小，对诊断心力衰竭和肺水肿有不可替代的重要价值。

（2）床旁超声多普勒心动图：能检出梗死区室壁节段运动减弱、消失、矛盾动运，甚至膨出，还能评价整体收缩功能和心内结构、心包情况，对AMI及其并发症，特别是机械并发症的诊断和鉴别诊断有重要价值。应特别注意的是，在STEMI患者，切不可因等待此项检查和结果而延误早期再灌注治疗的时间。

（3）腔内影像学检查：动脉粥样斑块破裂是导致MINOCA的常见病因。通过血管内超声发现约40% MINOCA患者存在斑块破裂或斑块侵蚀，OCT等更高分辨率的影像学手段可能检测率更高。

四、诊断

MINOCA的通用诊断标准[7]：①符合AMI的标准，心肌损伤标志物阳性（优选肌钙蛋白），确切的心肌梗死临床依据（至少满足以下一条：缺血症状，新出现或推测新出现ST-T明显变化或新出现左束支传导阻滞，病理性Q波形成，新出现的存活心肌减少或室壁运动异常影像学证据，冠状动脉造影或尸检发现冠状动脉内血栓）；②冠状动脉造影显示非阻塞性冠状动脉疾病，任一可能的梗死相关血管造影未见阻塞性冠状动脉疾病（如无冠状动脉狭窄≥50%）；③无引起急性心肌梗死临床表现的特殊临床疾病（如心肌炎和肺栓塞等）。

1.诱因和前驱症状　任何可诱发冠状动脉粥样斑块破裂的原因都可成为AMI的诱因。过度用力（如搬重物）、剧烈运动、情绪激动、疲劳、吸烟、饮酒、饱餐、遇冷都可导致心率增快、血压急骤升高和冠状动脉痉挛而诱发冠状动脉斑块破裂，是AMI的常见诱因。

任何提示易损斑块已破裂的不稳定型心绞痛发作，均可视为AMI的前驱症状。往往表现为初发劳力性或自发性心绞痛，特别是第一次或夜间发作者，均提示心肌梗死将很快发生,此时若能及时给予治疗,完全可"叫停"AMI的突发。只是症状轻而短暂,难以引起患者的重视而主动就诊;即使就诊,又因难以抓住阳性诊断依据而易漏诊。因此患者和医生的高度警惕、敏感和重视均十分关键。

2.症状　典型临床症状是诊断AMI最为关键的依据。特征性表现为围绕心脏周围的持续性前胸、后背、食管、咽颈颌部、剑突下或上腹部难以忍受的压榨样剧烈疼痛＞30分钟,口含硝酸甘油1～3片仍不能缓解,伴有出汗、面色苍白和恶心、呕吐者,均提示已发生AMI。通常上述胸痛可放射到左上肢尺侧,也可向两肩、两上肢、颈部、颏部或两肩胛间区放射。有心绞痛史的患者,AMI的疼痛部位与心绞痛发作时一致,但程度更重,且持续时间更长,休息或硝酸甘油舌下含服无效。

AMI不典型症状仅表现为上述心脏周围特定部位的"轻度不适",甚至在某些老年或糖尿病患者,AMI时可无疼痛症状,仅有周身不适、疲乏等非特异性症状,但如果突然出现恶心、呕吐、出冷汗、面色苍白等症状和体征则是"非常特异"的临床表现。某些老年AMI患者可以急性左心衰、高度房室传导阻滞、反复晕厥,甚至心源性休克为首发表现,这些表现往往都伴有恶心、呕吐、面色苍白和大汗淋漓等特征性症状和体征。

3.体征　AMI患者的体征随发病轻、重、缓、急所反映的梗死相关冠状动脉(infarct related coronary artery,IRCA)及其堵塞程度、血流状态和梗死缺血范围的大小差别很大。由于AMI直接影响心肌的电稳定性及心脏功能和循环状态,随时可危及患者生命,应重点检查患者的一般状况、生命体征、心律失常和心血管的阳性体征。

患者因胸痛多呈痛苦、焦虑病容,静卧或辗转不安体位,面色苍白和出汗。神志多清楚,只有在心功能低下和心源性休克,使每搏输出量明显降低时,可出现意识淡漠、嗜睡、甚至烦躁、谵妄等精神症状。生命体征中,脉搏因每搏输出量降低而偏弱,多偏快、亦可偏慢,律多不整齐或多有期前收缩。AMI室性心律失常很常见,应警惕发生心室颤动致心搏骤停。体温一般正常,在大面积AMI者于发病后24～48小时可出现体温升高,为非特异性的坏死心肌吸收热。

心脏检查,在小面积AMI患者可无特殊发现;但对于大面积梗死,特别伴有泵功能低下或冠状动脉近端完全堵塞者,心脏体征明显,且有重要临床诊断和预后诊断意义。有过陈旧性心肌梗死合并心力衰竭或室壁瘤者,心尖搏动可向左下移位,搏动弥散偏弱亦可触及矛盾运动,收缩期前和舒张早期时搏动。第一心音(S1)多低钝,第二心音(S2)在伴完全左束支传导阻滞或严重左心功能低下者可有逆分裂;在大面积梗死伴左心衰竭者可闻及S3;多数患者可闻及S4,提示左室因顺应性降低在舒张晚期充盈时左心房收缩增强。心率多偏快,心律多不整齐,可有期前收缩;亦可有严重窦性心动过缓,见于下、后壁AMI伴低血压、房室传导阻滞和迷走反射者。心尖部可有或无收缩期杂音；心尖部或心前区新出现全收缩期杂音，粗糙伴震颤时，提示有乳头肌断裂致极重度二尖瓣反流或有室间隔破裂穿孔致心内左向右分流存在，此时多伴有严重心力衰竭或心源性休克。发病后第2天至1周左右可闻及心包摩擦音。

体格检查应注意有针对性。重点判断患者AMI面积大小、心功能好坏、血流动力学状态，即循环状态稳定与否，以及有无并发症。若患者有颈静脉压升高、肝大则提示右心室梗死存在。若AMI患者呈端坐位，面色苍白伴大汗，呼吸困难伴咳嗽、咳泡沫痰和发绀，窦性心动过速和两肺满布湿啰音等体征时，提示大面积心肌梗死或缺血并发左心衰肺水肿。若呈现低血压伴面色苍白或青灰，皮肤湿冷，口唇和甲床微循环缺血、淤滞和发绀，四肢皮肤青紫、淤滞花斑、少尿、意识淡漠甚至躁动、谵语等组织灌注不足的体征时，则提示心肌梗死或缺血面积很大，左心室泵血功能极低和心源性休克存在，此时病死率极高。即使体格检查未发现明确异常体征，虽提示梗死范围小，或当下尚未产生大面积心肌梗死或坏死，然而应警惕心脏破裂。

五、治疗

MINOCA涉及多种疾病，不同的病因所需要的治疗也不一样，需要进行全面的评估。因此，正确诊断并给予适当的治疗非常重要。研究报道，MINOCA占所有AMI病例的5%～6%，范围为5%～15%，具体取决于所纳入的人群。部分MINOCA患者的心电图可见ST段抬高，但出现ST段抬高的可能性低于伴有阻塞性冠状动脉疾病的急性心肌梗死（AMI-CAD）患者，肌钙蛋白水平升高的幅度也较低。

STEMI或NSTEMI一旦确诊，应立即给予急救治疗。治疗原则：①紧急处理，包括舌下含服硝酸甘油，建立静脉通道、镇痛、吸氧、持续心电血压监测等；②及时发现和处理致命性心律失常；③维持血流动力学稳定；④抗血小板、抗凝；⑤立即准备并尽早开始冠状动脉再灌注治疗[8,9]；⑥抗心肌缺血治疗；⑦防止严重并发症；⑧稳定易损斑块。

1. 急救治疗[10,11]

（1）在急诊室或病房（住院期间发生者）进行，并尽快完成急诊PCI或溶栓治疗的准备。立即给予舌下含服硝酸甘油0.5～0.6mg（1片）、卧床休息、持续心电和血压监测、吸氧和建立静脉通道；给予水溶性阿司匹林300mg嚼服和氯吡格雷300mg口服（拟行急诊PCI者）；准备好除颤等急救设备。

（2）镇痛：吗啡3～5mg，缓慢静脉注射，为首选。10分钟后可重复应用，总量不应超过10～15mg。吗啡除有强镇痛作用外，还有扩张血管（静脉、动脉），降低左心室前、后负荷和心肌耗氧量的抗缺血作用；其不良反应有恶心呕吐、呼吸抑制和低血压。

（3）硝酸甘油10～20μg/min，持续静脉滴注。若患者血压偏高可渐加量（每3～5分钟增加5μg/min）至收缩压降低10～20mmHg（仍＞90mmHg）为止。硝酸甘油除抗心肌缺血而镇痛外，还有降低左心室舒张末压达40%和改善心功能的有益作用。不良反应有低血压，在伴右心室MI时容易发生，可以通过停药、抬高下肢、扩容或静脉注射多巴胺2.5～5mg纠正。

（4）β受体阻断药：可静脉或口服给予，小剂量开始，根据患者反应加量。因能降低心肌耗氧量已用于AMI早期缩小MI面积，也可减轻心肌缺血而镇痛，尤其适用于伴窦性心动过速和高血压的AMI患者。AMI伴心力衰竭、低血压［收缩压（SBP）＜80mmHg］、心动过缓（HR＜60次/分）和房室传导阻滞（PR间期＞0.24秒）者禁用。

2.再灌注治疗　是STEMI患者的首选，且越早越好。能使急性闭塞的冠状动脉再通，恢复心肌灌注，挽救缺血心肌，缩小梗死面积，从而改善血流动力学，保护心功能和降低泵衰竭发生率和住院病死率（＜5%）。因此，已成为治疗STEMI的公认首选急救措施，而且开始越早越好。对此，美国心脏病协会（American Heart Association，AHA）、美国心脏病学院（American College of Cardiology，ACC）、欧洲心脏病学会（ESC）和中华医学会心脏病学分会（Chinese Society of Cardiology，CSC）所制定的指南均要求，STEMI从发病开始算起，应在120分钟内使冠状动脉成功开通。对于溶栓治疗的要求是从进门（急诊室）算起，应在30分钟内开始进针给予溶栓，即从进门到进针时间应＜30分钟；对于急诊PCI的要求是从进门（急诊室）算起，应在90分钟内完成球囊开通血管，即从进门到球囊时间应＜90分钟。不得延误。

（1）急诊PCI：包括经皮腔内冠状动脉成形术（PTCA）能机械开通闭塞的冠状动脉，立即恢复心肌供血和再灌注，冠状动脉TIMI Ⅲ级血流率可达85%～90%，住院病死率可降至约5%甚至更低，是STEMI治疗的首选。急诊PCI目的是尽快可靠地开通梗死相关血管（IRA），重新建立有效的心肌灌注，以挽救患者的生命并且改善其远期预后。直接PCI的优点：①应用于不宜溶栓的患者，扩大了治疗范围；②即刻了解冠状动脉解剖状况，评估左心室功能，可以进行早期危险分层；③迅速使IRA再通，并且达到TIMI Ⅲ级血流；④心肌缺血复发、再梗死和再闭塞发生率低；⑤高危患者存活率较高；⑥心肌再灌注损伤和心脏破裂的发生率低；⑦致命性颅内出血风险降低；⑧缩短住院天数。

因此类患者冠状动脉多无明显狭窄，故需在腔内影像学指导下根据患者情况决定是否行支架置入。

（2）腔内影像学检查：动脉粥样斑块破裂是导致MINOCA的常见病因。通过

IVUS发现约40% MINOCA患者存在斑块破裂或斑块侵蚀，采用OCT等更高分辨率的影像学手段可能检测率更高。

3. 后续治疗　血栓形成和血栓栓塞在斑块破坏致MINOCA中起主要作用，因此，对于可疑或确诊斑块破裂引起MINOCA的患者，推荐双联抗血小板治疗1年，之后终身服用单一抗血小板药物，此外还推荐他汀类药物治疗。

STEMI发作后的前几小时，β受体阻断药可通过降低心率、体循环动脉血压和心肌收缩力来降低心肌需氧。通过降低心率延长舒张期，可以增加缺血心肌尤其是心内膜下的灌注。因此，即刻β受体阻断药治疗可以降低：①没有接受溶栓治疗患者的梗死范围和相关并发症发生率；②接受溶栓治疗患者再梗死发生率；③致命性室性心动过速发生率。因此，没有禁忌证的STEMI患者，都应口服β受体阻断药治疗，有心动过速或高血压时，最好立即静脉注射β受体阻断药治疗。

STEMI、肺淤血或左心室射血分数＜0.4的患者，应当在发病24小时内口服ACEI，除非存在血压过低（收缩压＜100mmHg或＜基线值30mmHg）或存在其他使用该类药物禁忌证。不能耐受ACEI类的STEMI患者和存在心力衰竭临床或影像学证据的患者或左室射血分数＜0.4的患者，应给予ARB治疗。

β受体阻断药无效或有禁忌证（如支气管痉挛）的患者，可给予维拉帕米或地尔硫䓬以缓解心肌缺血或控制STEMI后出现的心房颤动或心房扑动的快速心室率，除非有充血性心力衰竭、左心室功能障碍或房室传导阻滞。此外，对于严重STEMI患者，应当静脉应用胰岛素控制血糖到正常水平。还应当纠正体内镁不足，特别是STEMI发病前使用利尿药治疗的患者。对于伴有长QT间期的尖端扭转型室性心动过速患者，应在5分钟内静脉推注1～2g的镁剂。

六、预后

对于有任何动脉粥样硬化证据的MINOCA患者，应积极干预可改变的CAD危险因素，如吸烟、高血压、糖尿病和高脂血症。MINOCA患者的预后取决于潜在的病因，目前相关的研究不多，而且结果并不一致。大多数研究表明，MINOCA患者的预后优于AMI-CAD患者。但是MINOCA患者在随访期间发生事件的风险高于无心血管疾病的普通人群。数据显示，约25%的MINOCA患者在随后的12个月内出现心绞痛，与AMI-CAD类似。

此外，MINOCA的院内死亡率预测因子与AMI-CAD相似，包括年龄、肌钙蛋白水平升高、肾功能不全、心率、血压和外周动脉疾病等，ST段抬高、心力衰竭或休克对MINOCA院内死亡率的预测价值高于AMI-CAD。由于MINOCA病因复杂多样，因此明确病因且根据病因选择个体化治疗方案尤为重要。除针对病因治疗外，MINOCA患者院内治疗方案与CAD-AMI患者基本类似。对疑似或确诊隐匿性斑块/斑块破裂导致的MINOCA患者，ESC建议行双联抗血小板治疗至少1年，同时给予和CAH-AMI患者相同的他汀类药物、ACEI和β受体阻滞剂治疗。

七、典型病例

典型病例一

患者1年前无明显诱因反复出现胸闷、气促，持续数十分钟，休息及舌下含服硝酸甘油可缓解。近1个月来患者夜间频繁发作上述症状，入院前1天，患者频繁发作，持续时间最长1小时，伴有持续的大汗，24小时症状反复发作，无其他伴随症状，紧急由"120"送至笔者所在医院。

既往史：否认高血压、糖尿病、高血脂病史。个人史及家族史：否认吸烟史。无早发冠心病家族史。体格检查：脉搏57次/分，血压120/80 mmHg。颈静脉无怒张，双肺呼吸音粗，双下肺未闻及湿啰音，心界不大，心率57次/分，心律齐，腹平软，无压痛、反跳痛及肌紧张，未闻及腹部血管杂音，双下肢不肿。实验室检查心肌损伤标志物：肌酸激酶同工酶（CK-MB）23.9 ng/ml，肌红蛋白（MYO）453.30 ng/ml，肌钙蛋白I（cTnI）11.74 ng/ml。血常规：白细胞12.18×10^9/L，中性粒细胞93.05%，血红蛋白128.2 g/L，血小板149.8×10^9/L。电解质：K^+3.9 mmol/L，Na^+140.1 mmol/L，Cl^-106.8 mmol/L。凝血功能：D-二聚体238 ng/ml，国际标准化比值（INR）1.09。

入院查心电图示窦性心律，V4～V6导联T波低平（图3-1）。诊断为急性非ST段抬高型心肌梗死，给予阿司匹林、硫酸氢氯吡格雷（波立维）、美托洛尔、瑞舒伐他汀、低分子肝素等治疗。入院2天后行冠状动脉造影检查及IVUS（图3-2）。

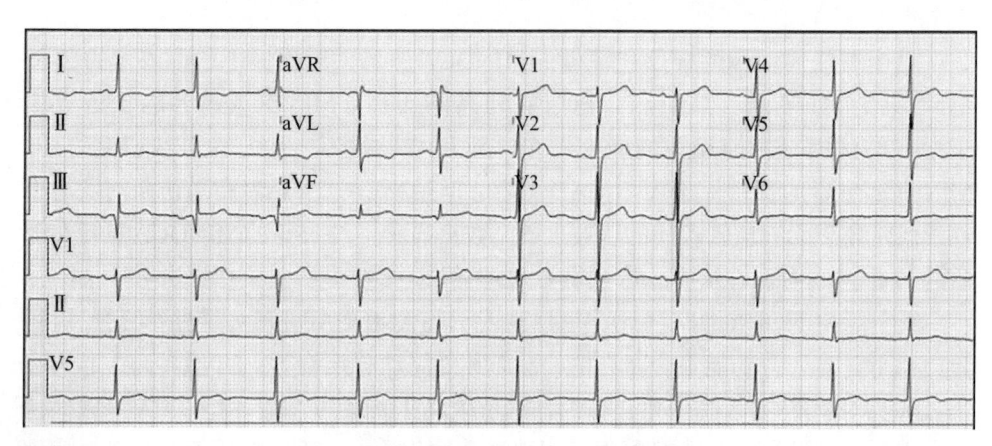

图3-1 病例一患者入院心电图

示窦性心律，V4～V6导联T波低平

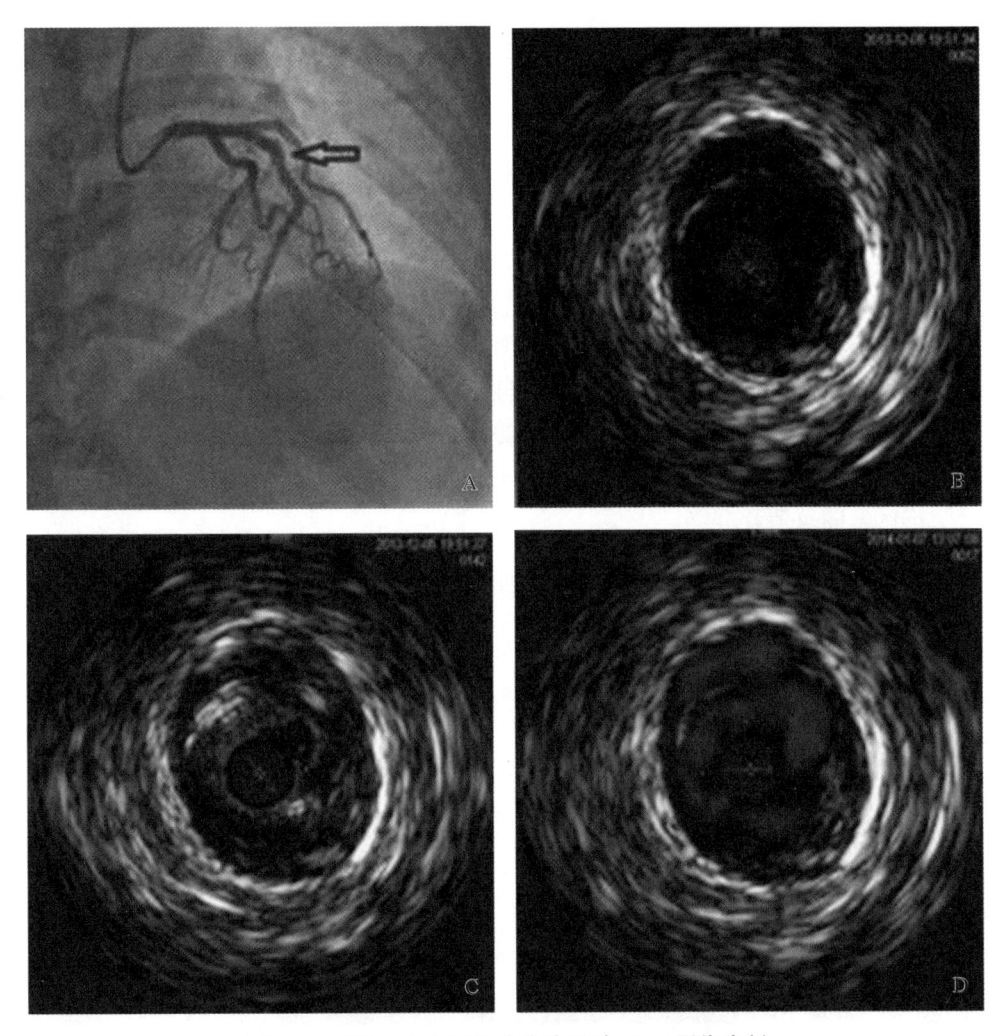

图3-2　病例一患者冠状动脉造影及IVUS影像资料

A.前降支造影，黑色箭头所指为怀疑斑块破裂病变；B.IVUS影像可见斑块破裂后存在内膜撕裂片，且形成了残余腔隙；C.造影剂灌注示残余腔隙无造影剂滞留；D.Chroma提示残余腔隙血流通畅

病例简析：该患者有前壁心肌缺血样心电图改变、TNI升高。冠状动脉造影显示"罪犯"血管未见明显狭窄，IVUS影像可见斑块破裂后存在内膜撕裂片，且形成残余腔隙，未行支架置入。出院后给予双联抗血小板治疗1年，随后阿司匹林、瑞舒伐他汀长期服用。

典型病例二

该患者2小时前出现心前区疼痛，气短，自服速效救心丸未见好转，急来我院就诊，查心电图：窦性心律，下壁ST段抬高。为求系统治疗，来我院就诊，

38 冠状动脉非阻塞性心肌梗死

门诊以"冠心病急性心肌梗死"为诊断收入我科,病来无胸痛、无恶心呕吐。现症见:心前区疼痛,头晕、恶心未吐,气短,四肢冷,饮食、睡眠尚可,二便正常。

既往史:高血压15余年。

体温:36.4℃,脉搏:68次/分,呼吸:18次/分,血压:150/80mmHg,神清,语明,应答切题,发育正常,营养中等,步入病室,查体合作,全身皮肤及黏膜无黄染,色泽正常,无皮疹及掌及蜘蛛痣。周身浅表淋巴无肿大。颅型正常,面色苍白,五官端正,双瞳孔等大正圆,对光反射正常。耳郭无畸形,外耳道无异常分泌物,鼻翼无扇动,口唇略发绀,伸舌居中,咽无充血,扁桃体无肿大,悬雍垂居中,颈软,气管居中,无明显颈静脉充盈及颈动脉异常波动,胸廓双侧对称,双呼吸音清,未闻及干、湿啰音,心音低钝,心律齐,心率68次/分,各瓣膜听诊区未闻及杂音。

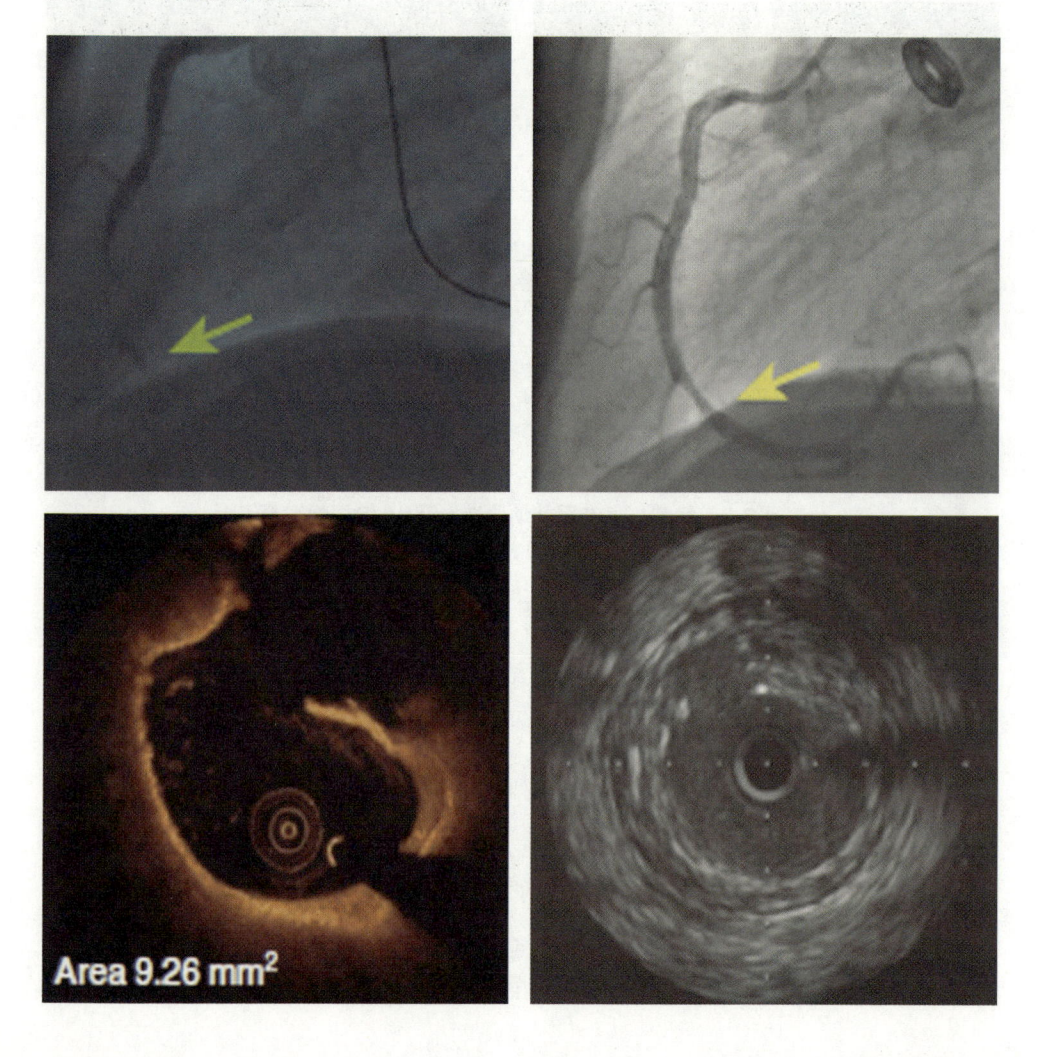

Area 9.26 mm²

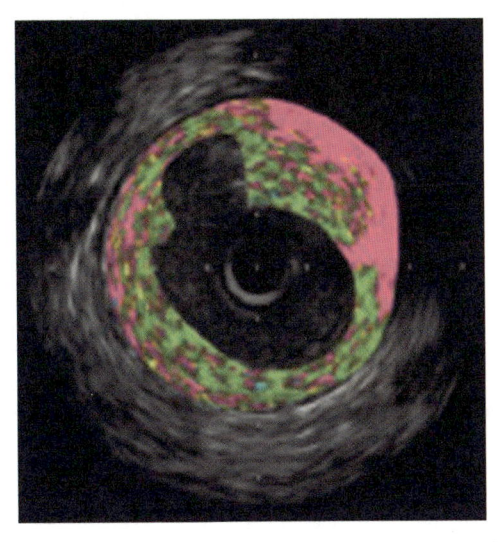

图3-3　病例二患者冠状动脉造影、IVUS和OCT资料

文献报道的ST段抬高性心肌梗死一例[12]。血栓抽吸后采用OCT检查评估该患者管腔面积为9.26mm^2。同时行血管内超声检查发现斑块破裂。病变处未置入支架。

图3-4显示给予双联抗血小板治疗100天复查造影原病变处未见明显狭窄，OCT检查仍可见破裂斑块，该病例再次证实多数持续存在的斑块破裂，在漫长的愈合过程中，并不引起心肌梗死，也不引起心绞痛；很多斑块破裂都是通过腔内影像学（IVUS/OCT）检查或尸检才发现的，破裂于何时无从考证。可以认为，在静默的斑块破裂被发现之前，它是相对安全的。

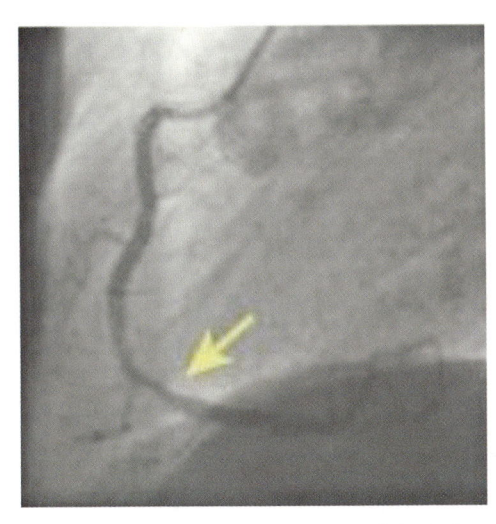

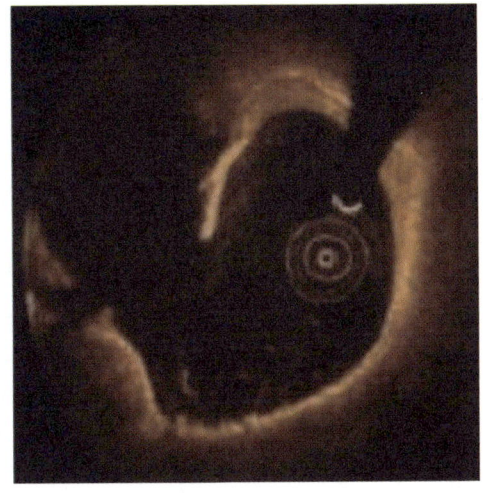

图3-4　病例二患者药物治疗100天后冠状动脉造影和OCT资料

病例简析：目前，针对斑块破裂（尤其是静默斑块破裂）是否需要干预，尚缺乏大规模的临床研究数据，而这些无症状、无事件、静默存在的斑块破裂，给了很多术者"不干预"的依据，在此类患者身上，必须强调腔内影像学（IVUS/OCT）的重要性，腔内影像学（IVUS/OCT）检查，在斑块破裂诊断及随访中是不可或缺的。

主要参考文献

[1] Agewall S, Beltrame J F, Reynolds H R, et al. ESC working group position paper on myocardia linfarction with non-obstructive coronary arteries. European Heart Journal, 2017, 38: 143-153

[2] Funaro S, La Torre G, Madonna M, et al. Incidence, determinants, and prognostic value of reverse left ventricular remodelling after primary percutaneous coronary intervention: Results of the Acute Myocardial Infarction Contrast Imaging (AMICI) multicenter study. Eur Heart J, 2009, 30: 566.

[3] Mann DL, Bogaev R, Buckberg GD. Cardiac remodelling and myocardial recovery: Lost in translation? Eur J Heart Fail, 2010, 12: 789.

[4] White HD, Chew DP. Acute myocardial infarction. Lancet, 2008, 372: 570.

[5] Fleischmann KE, Beckman JA, Buller CE, et al. 2009 ACCF/AHA focused update on perioperative beta blockade: A report of the American Coll ege of Cardiology Foundation/American Heart Association Task Force on Practice Guidelines. Circulation, 2009, 120: 2123.

[6] Newby LK, Jesse RL, Babb JD, et al. ACCF 2012 expert consensus document on practical clinical considerations in the interpretation of troponin elevations: A report of the American College of Cardiology Foundation Task Force on Clinical Expert Consensus Documents. J Am Coll Cardiol, 2012, 60: 2427.

[7] Scirica BM. Acute coronary syndrome: Emerging tools for diagnosis and risk assessment. J Am Coll Cardiol, 2010, 55: 1403.

[8] Wong CK, de la Barra SL, Herbison P. Does ST resolution achieved via different reperfusion strategies (fibrinolysis vs percutaneous coronary intervention) have different prognostic meaning in ST-elevation myocardial infarction? A systematic review. Am Heart J, 2010, 160: 842.

[9] Postma S, Bergmeijer T, ten Berg J, et al. Pre-hospital diagnosis, triage and treatment inpatients with ST elevation myocardial infarction. Heart, 2012, 98: 1674.

[10] Dracup K, McKinley S, Riegel B, et al. A randomized clinical trial to reduce patient prehospital delay to treatment in acute coronary syndrome. Circ Cardiovasc Qual Outcomes, 2009, 2: 524.

[11] Mathews R, Peterson ED, Li S, et al. Use of emergency medical service transport among patients with ST-segment-elevation myocardial infarction: Findings from the National

Cardiovascular Data Registry Acute Coronary Treatment Intervention Outcomes Network Registry—Get With The Guidelines. Circulation, 2011, 124: 154.

［12］Mikkel Hougaard, MD, PHD, Henrik Steen Hansen, MD, et al. Uncovered Culprit Plaque Ruptures in Patients With ST-Segment Elevation Myocardial Infarction Assessed by Optical Coherence Tomography and Intravascular Ultrasound With iMap. JACC Cardiovascular Imaging, 2018, 11（6）: 859-867.

第4章

冠状动脉血栓栓塞引起的心肌梗死

一、概述

冠状动脉栓塞（coronary artery embolism，CE）是指各种不同来源的不溶于血液的异常物质经左右冠状窦口进入冠状动脉，进而阻塞冠状动脉，引发相应的心肌缺血坏死。CE为MINOCA的重要原因，常发生于心房颤动（AF）、感染性心内膜炎（IE）、心脏瓣膜病、动脉导管未闭（PFO）等疾病。冠状动脉栓塞并不罕见，但可能因急性期发病症状与冠状动脉粥样硬化所致的心肌梗死相似，加之认识不足等原因，造成诊断困难。最近的一项回顾性分析表明，高达3%的急性冠状动脉综合征（ACS）病例可能是由冠状动脉栓塞引起的[1]。而在1978年Prizel的一项研究中，对AMI死亡患者进行尸检分析心肌梗死原因，有13%的病例为冠状动脉栓塞所致[2]。

二、病因、发病机制及病理生理

多种病因可导致冠状动脉栓塞，如心房颤动（包括阵发性心房颤动）、心脏外科手术、扩张型心肌病、肿瘤或静脉血栓通过未闭的卵圆孔或房间隔缺损通道引发冠状动脉栓塞冠状动脉介入手术过程中医源性诱发栓塞、左心室室壁瘤、无菌性人工瓣膜血栓、感染性心内膜炎脓毒性栓子、心脏肿瘤、心脏瓣膜病等[3]（表4-1）。与非冠状动脉栓塞所致心肌梗死相比，冠状动脉栓塞患者的高血压、糖尿病、血脂异常和吸烟等传统冠状动脉粥样硬化危险因素比率较低。而肥胖、妊娠、遗传性血栓性疾病和肿瘤等高凝状态是冠状动脉栓塞的重要危险因素[4]。

在较早期的尸检研究中，冠状动脉栓塞最常见的原因为瓣膜性心脏病及细菌性心内膜炎。但随着医学发展，瓣膜性心脏病及细菌性心内膜炎发病率下降，而心房颤动的患病率因人口老龄化等因素逐年上升，导致冠状动脉栓塞的病因比例发生变化。目前的研究表明，最常见的冠状动脉栓塞易患因素是心房颤动，心肌病和瓣膜性心脏病也较常见[5]；风湿性心脏病或细菌性心内膜炎，亦构成了冠状

表 4-1　经文献报道的冠状动脉栓塞的病因

心房颤动
心脏手术
冠状动脉粥样硬化
扩张型心肌病
通过未闭动脉导管和房间隔缺损的肿瘤和血栓栓塞
通过介入途径的医源性栓塞（气栓、血栓、钙质沉积）
左室室壁瘤附壁血栓脱落
人工瓣膜的非感染性血栓
感染性心内膜炎的菌栓
心脏肿瘤（心房黏液瘤，乳头状弹力纤维瘤）
心脏瓣膜病

动脉栓塞病例的一小部分，其余病因造成冠状动脉栓塞较为罕见。

冠状动脉栓塞发病机制为各种来源的栓子随血液经过冠状窦口进入冠状动脉而造成的冠状动脉阻塞，主要有三种类型：直接栓塞（主动脉瓣或左心耳）、反常栓塞（栓子发生于静脉循环通过未闭的卵圆孔）和医源性栓塞（心脏介入治疗或心脏外科术后）。

（1）直接栓塞：直接冠状动脉栓塞通常起源于左心耳、左心室、主动脉瓣或二尖瓣、近端冠状动脉。如心房颤动所致的左心房内血栓；心肌病、心肌致密化不全继发的左心室内血栓；二尖瓣、主动脉瓣换瓣术后抗凝不充分所形成的瓣膜假体附着血栓[6]；以及感染性心内膜炎形成的赘生物、脱落的赘生物、左心房黏液瘤碎片，都可以成为栓子的来源。感染性赘生物造成的系统性栓塞常发生于二尖瓣心内膜炎、大面积赘生物（超声心动图检查直径＞10mm）和真菌或葡萄球菌感染[7]。由自身免疫性疾病所导致的非感染性栓塞也曾有病例报道[8]。心脏黏液瘤是冠状动脉栓塞的一种罕见原因，但也可伴有栓塞的发生，尤其是当肿瘤呈绒毛状时[9]。

（2）反常栓塞：指来源于静脉系统（通常是下肢静脉）或右心房的栓子在有促进右向左分流的压力阶差的情况下，如肺动脉高压、Valsalva动作、咳嗽等，通过未闭的卵圆孔，从右心系统进入左心系统，或进入冠状动脉，从而引起心、脑、肾及周围血管等相应部位的动脉栓塞[7]。反常冠状动脉栓塞的发生率尚不清楚。病例报告包括来自深静脉血栓形成的冠状动脉栓塞，甚至静脉循环中的异物所致的冠状动脉栓塞[10]。

（3）医源性栓塞：治疗过程中的微粒性物质、空气，以及抗凝不充分时形成的导管内血栓可以成为栓子来源，从而发生冠状动脉栓塞。外科材料进入冠状动脉的栓塞可能发生在心胸外科手术；冠状动脉介入治疗期间（通常发生在冠状动脉旋磨术时[11]）也可能发生在主动脉[12]和二尖瓣[13]成形术期间。在长时间的手术过程中，当不维持完全肝素化，以及导管没有定期冲洗时，导管内可形成血栓。在存在退行性（钙化性）主动脉瓣疾病的情况下，即使诊断性冠状动脉造影也可能导致栓塞，可发生易碎瓣膜材料进入冠状动脉。

冠状动脉栓塞发病率比较低，主要与主动脉及冠状动脉解剖结构等因素有关，主要有以下原因：①冠状动脉口径，与主动脉相比较，冠状动脉口径较小；②冠状动脉位置，冠状动脉位于主动脉根部；③冠状动脉角度，在主动脉根部冠状动脉呈直角发出；④血流动力学，主动脉根部血流速度较快、血流量较大；⑤冠状动脉主要在心室舒张期充盈。由于冠状动脉解剖结构的特点，栓塞多发生于左冠状动脉，左侧冠状动脉栓塞发生率是右侧冠状动脉的3～4倍，其中前降支发病多于左回旋支[14]。

冠状动脉栓塞与冠状动脉粥样硬化所致的AMI相比有所不同。冠状动脉粥样硬化引起的闭塞，发生于有动脉粥样硬化斑块病变的冠状动脉，常发生于心外膜冠状动脉的近中段，从而引起较大范围的心肌梗死，由于既往存在血管病变，可有侧支循环形成，而临床表现为心内膜下心肌梗死；而冠状动脉栓塞发生于正常或接近正常的冠状动脉，栓塞部位多取决于栓子大小，栓塞较多发生于冠状动脉远段，由于正常冠状动脉无侧支循环形成，所造成的心肌梗死多为小范围的透壁心肌梗死[2]。与冠状动脉粥样硬化所致的AMI死相比，冠状动脉栓塞有发生多部位栓塞或合并其他部位系统性栓塞表现的临床特征。Raphael等报道，15%的冠状动脉栓塞病例为心肌不同区域有多部位冠状动脉栓塞，约1/5的患者同时出现系统性和冠状动脉栓塞。1/3的病例发现冠状动脉栓塞为心内来源，其中最常见的栓子来源部位是左心耳，其次来源于感染性心内膜炎[5]。

造成冠状动脉栓塞的栓子，其成分与常见的粥样硬化斑块破裂形成的血栓有所不同，粥样硬化斑块破裂形成的血栓中常富含血小板、纤维蛋白及胆固醇晶体；而冠状动脉栓塞的血栓成分为大量红细胞，仅有少量白细胞、血小板、纤维蛋白[15,16]。其他成分可为钙质，来源于自体瓣膜钙化病变、置换后的生物瓣膜及钙化后的心内膜炎赘生物等；赘生物脱落碎片来源于心内膜炎形成的赘生物；肿瘤病变，可来源于左心房黏液瘤、瓣膜乳头肌良性纤维瘤而导致冠状动脉的栓塞。器官组织的恶性肿瘤（如恶性黑素瘤、乳腺癌、胃平滑肌肉瘤）的细胞可通过穿透基底膜进入静脉循环，再通过肺部微血管进入动脉循环，可能导致冠状动脉栓塞。肺癌或转移至肺部的恶性肿瘤还可能直接侵犯肺静脉后进入动脉循环，导致冠状动脉栓塞；其他成分如二尖瓣乳头肌碎片、医用生物蛋白胶、特氟隆碎片均可进入动脉循环，导致冠状动脉栓塞；而脂肪、骨髓、骨骼肌碎片也可进入静脉循环，如患者存在卵圆孔未闭，可经未闭孔进入动脉循环，导致冠状动脉矛盾栓塞。

三、辅助检查

1.心电图　多为冠状动脉栓塞发生时首要及重要检查；如发生STEMI，可在面向心肌损伤坏死区域出现ST段抬高、Q波形成、T波倒置等表现（图4-1），伴随治疗及发病时间出现特有的动态演变规律或可出现新的左束支传导阻滞；少部分病例为NSTEMI，出现ST段压低、T波低平、倒置（冠状T波样改变）或QRS波群等心电图变化，并伴有动态演变过程（图4-2）。心电图检查还可以明确心房颤动诊断，利用24小时动态心电图等连续心电图检查手段有助于发现阵发性心房颤动。

2.实验室检查　主要为心肌标志物检查，包括肌钙蛋白（cTnT和cTnI）、CK、CK-MB、肌红蛋白检查，为确诊心肌梗死的依据。另外白细胞、CRP也可与发病有相关变化。上述实验室检查指标与冠状动脉粥样硬化所致急性心肌梗死发病时的表现相同，在此不加以赘述。

3.超声检查　超声心动图有助于了解心室壁运动和左心功能，发现左心腔内的血栓（图4-3）、瓣膜置换术后的附壁血栓、瓣膜赘生物、左房黏液瘤等表现，发现左向右分流或右向左分流的卵圆孔未闭。经食管超声心动图（TEE）对于左心耳、房间隔的评估较经胸超声心动图（TTE）更有优势，对于心腔内血栓、房间隔

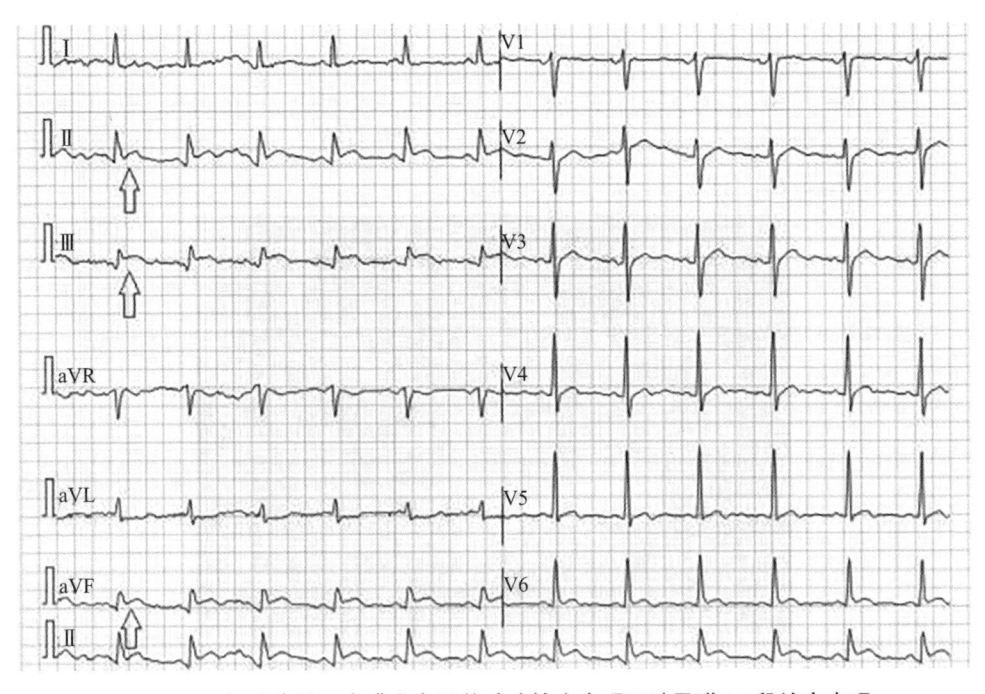

图4-1　一例感染性心内膜患者冠状动脉栓塞出现下壁导联ST段抬高表现

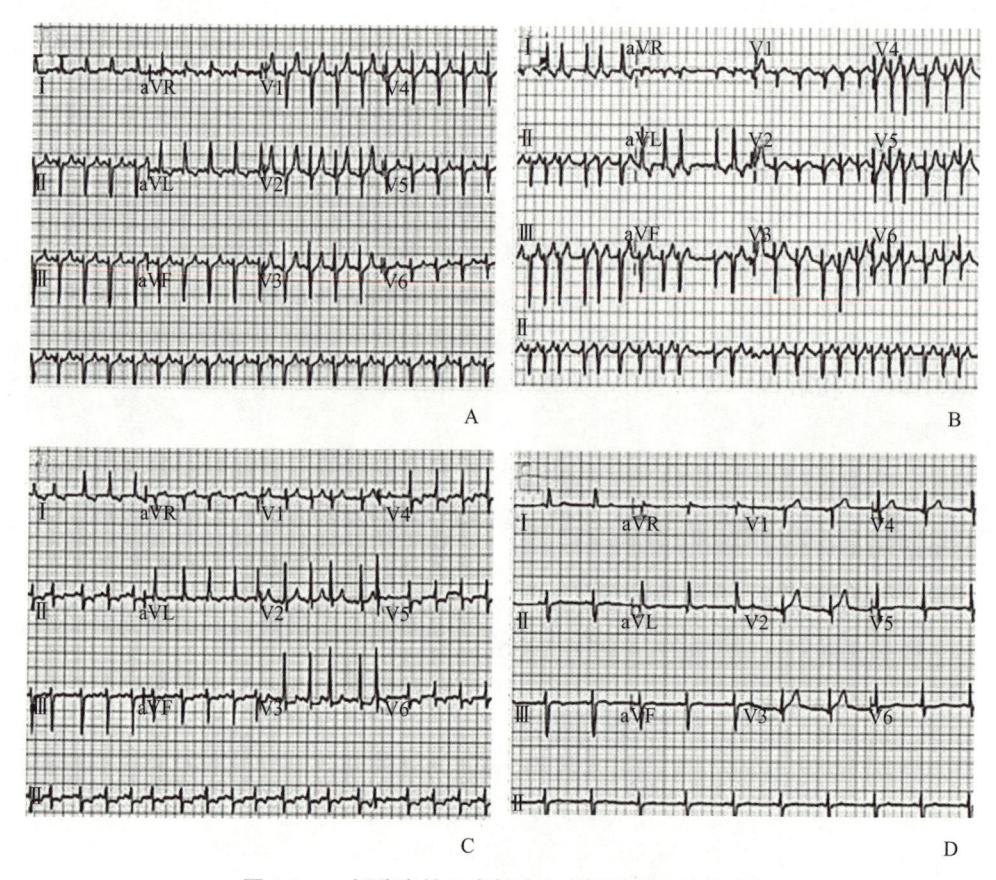

图4-2　一例阵发性心房颤动患者的冠状动脉栓塞

可见出现非ST抬高型心肌梗死心电图表现。A.发病初始；B.心房颤动伴快速心室率；C.多导联ST段压低，出现心电图动态变化；D.经治疗后心电图，压低的ST段回到基线

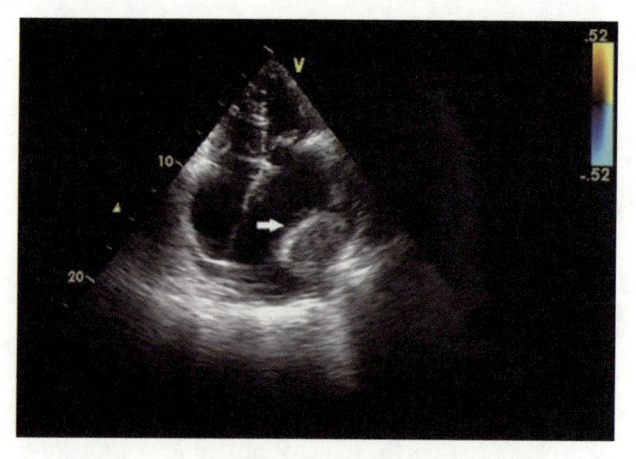

图4-3　一例冠状动脉栓塞患者超声心动图

白色箭头示左心房内血栓

缺损的诊断有更高的敏感性。外周血管超声检查有助于了解栓子是否为静脉来源。

4.冠状动脉造影检查　是诊断冠状动脉栓塞的重要检查手段，冠状动脉栓塞时造影表现为病变冠状动脉闭塞、血流中断（图4-4），或病变血管的血栓征象（图4-5），经血栓抽吸等治疗后，冠脉表现为正常血管或接近正常血管（图4-4）。冠状动脉栓塞所致的STEMI与冠状动脉粥样硬化所致STEMI相比，冠状动脉阻塞更多发于远段血管，影像学表现更多表现为球状充盈缺损（globular filling defect）[17]（图4-6）或有骑马样血栓表现（horse-riding thrombi）[18]或多处血管多

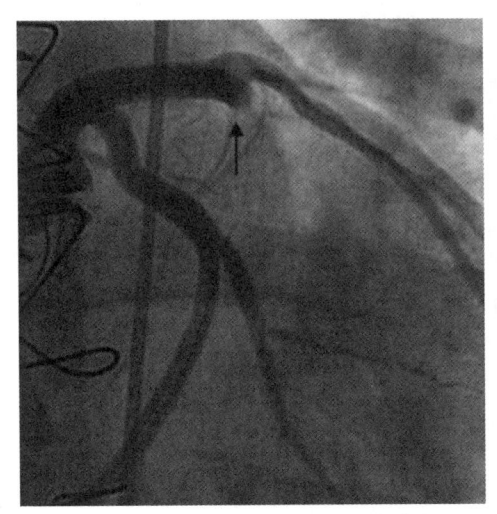

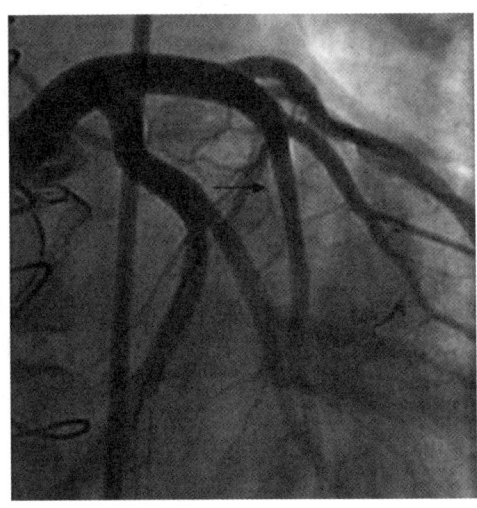

图4-4　冠状动脉栓塞患者冠状动脉造影
示左前降支闭塞，经血栓抽吸治疗后前降支示正常冠状动脉

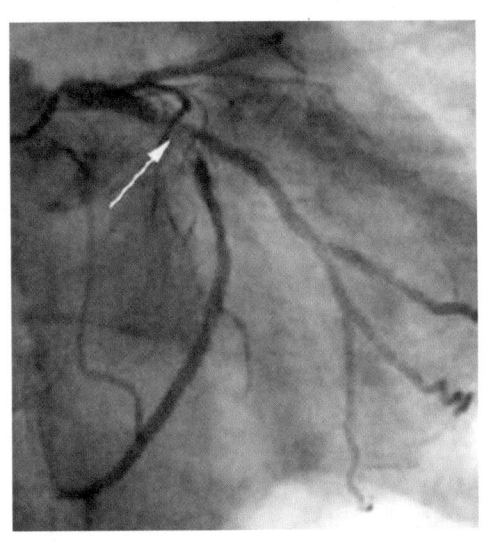

图4-5　冠状动脉栓塞患者（箭头所示前降支血栓征象）

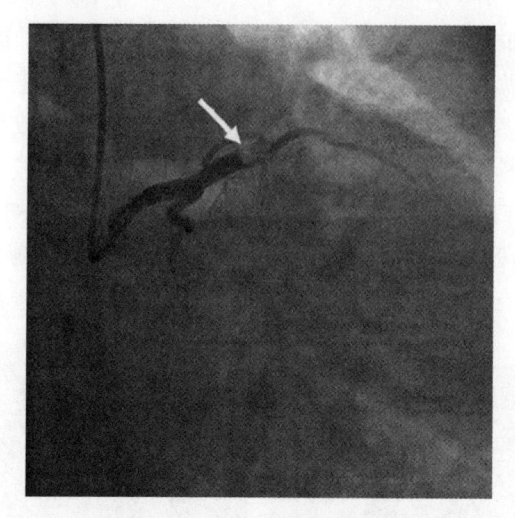

图 4-6　冠状动脉栓塞病变
箭头所示为前降支近段球状充盈缺损（globular filling defect）

发充盈缺损表现（multiple filling defects）[19]。

5.IVUS/OCT检查　急性冠脉综合征的主要发病机制是斑块破裂/侵蚀基础上继发血栓形成。因此，原位血栓的特点是"三有"：有斑块、斑块有破裂或其他不稳定征象、血栓内有斑块成分。反之，"三无产品"（即无斑块、无破裂、无斑块成分）时应该考虑冠状动脉栓塞。

冠状动脉内超声检查（IVUS），在经皮冠状动脉介入治疗（PCI）前可测量血管大小、管腔、斑块和斑块范围；评估斑块形态、钙化病变及其程度；检测易损斑块，包括斑块破裂（plaque rupture，PR）、血栓和薄帽纤维粥样斑块（TCFA）；检查夹层和动脉瘤。动脉粥样硬化性急性心肌梗死的典型IVUS特征包括斑块破裂、血栓（图4-7）、阳性重塑、斑块减薄、斑点状钙化和薄帽纤维粥样硬化[20]，而冠状动脉栓塞IVUS检查无明显斑块表现。在疑似冠状动脉栓塞病例时，可利用IVUS判断有无斑块，并识别斑块破裂（图4-7），有助于明确诊断。

光学相干断层扫描（OCT）作为一种新兴的高分辨率成像手段，是目前唯一能在体内识别斑块侵蚀（plaque erosion，PE）的血管内成像手段，为急性冠脉综合征的发病机制提供了新的认识。斑块侵蚀指纤维帽在没有破裂的情况下血液直接与没有内皮细胞的冠状动脉内膜接触，诱发血栓形成。受分辨率限制，造影与IVUS很难识别斑块侵蚀，PE和PR在许多方面是不同的。PR的特点是破坏薄纤维帽覆盖一个大的坏死核心，大量巨噬细胞浸润，较少的平滑肌细胞，和膨胀性重塑。相比之下，PE含有更多的纤维组织、完整的纤维帽、较少或深层的坏死核心、内皮细胞缺乏、巨噬细胞浸润较少、平滑肌细胞较多，以及富含透明质酸的内皮层[21]，但OCT分辨率高（10～15μm），能够大致判断斑块侵蚀。明确的斑

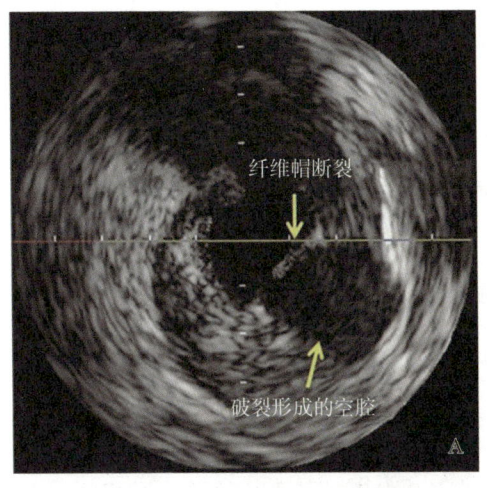

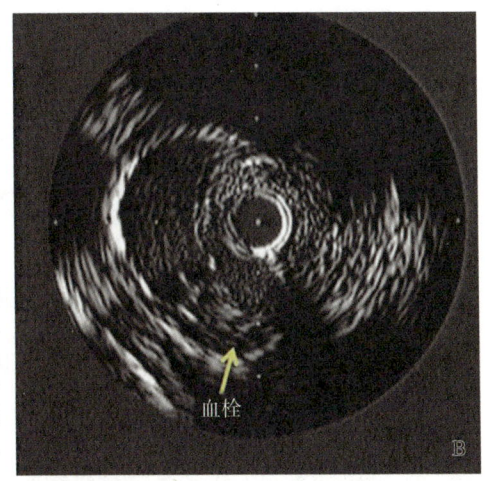

图4-7 动脉粥样硬化性心肌梗死IVUS表现
A.斑块破裂，IVUS表现为纤维帽断裂伴空腔；B.冠状动脉内血栓，IVUS为低回声团块

块侵蚀具有附壁血栓，覆盖的斑块纤维帽完整等表现；可能的斑块侵蚀表现为附壁血栓，但覆盖的斑块结构不可识别，只能根据血栓近端或远端无脂质池浅表钙化推理其存在（图4-8）。利用OCT检查，如未出现上述的PE征象，则有助于冠状动脉栓塞的诊断。

抽吸组织行病理检查有助于区别冠状动脉栓塞来源。例如，富含血小板和纤维蛋白的物质（图4-9）与来自左心或近端冠状动脉的急性血栓一致，可以与导致反常栓塞的静脉血栓鉴别。其他导致冠脉栓塞的物质，如肿瘤的栓塞物质、异物或感染源（脓毒性栓塞）可被鉴别出来。

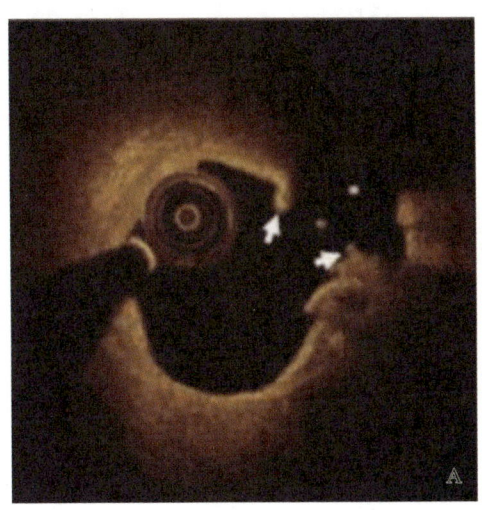

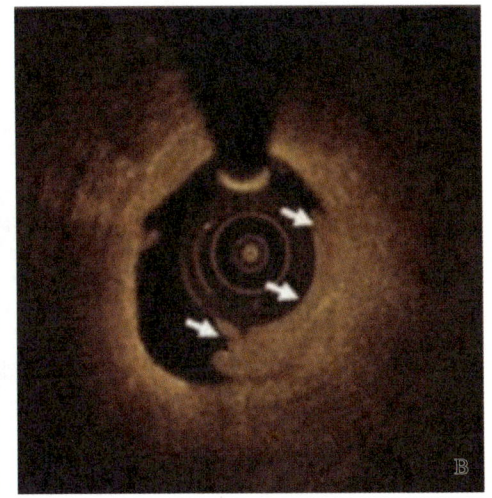

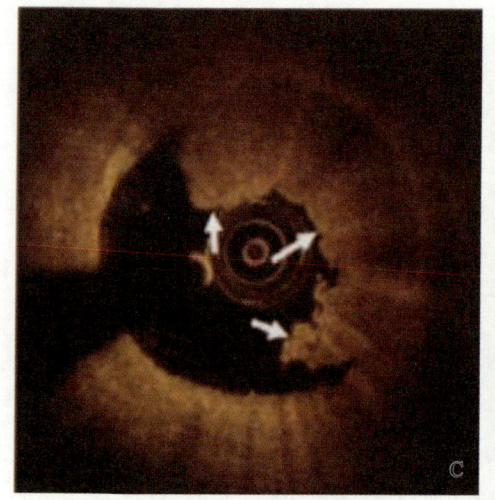

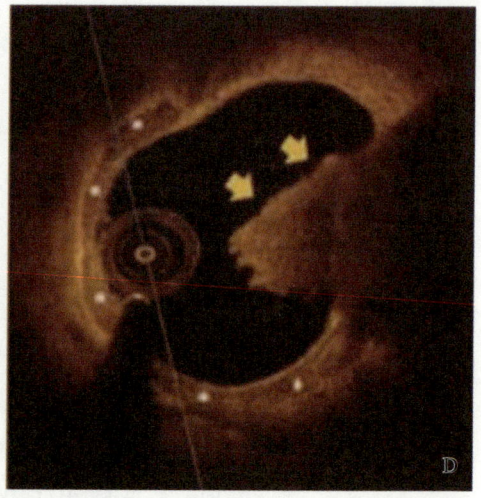

图4-8 OCT检测冠状动脉内血栓[21]

A.斑块破裂：纤维帽断裂（箭头所示），出现空腔；B.明确的斑块侵蚀：覆盖完整纤维帽斑块的壁血栓形成（箭头所示）；C.可能的斑块侵蚀：出现大量血栓（箭头所示），无表面脂质池，血栓近端或远端立即钙化；D.钙化结节：表面和突出钙化上有血栓（箭头所示）

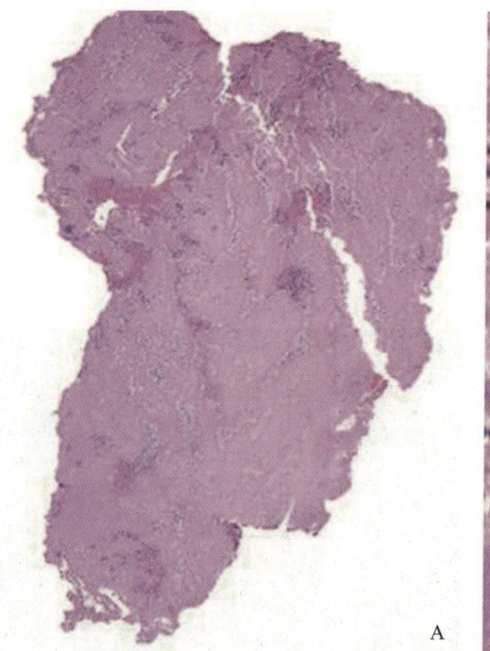

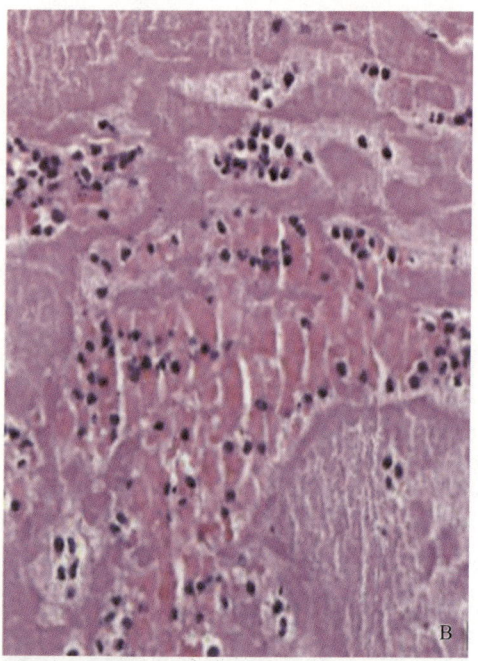

图4-9 抽吸的血栓物质的病理检查（苏木精和伊红染色）[21]

A.低倍显微镜下病理图像；B.在高倍显微镜下的病理图像，显示了一个分层的、富含血小板和纤维蛋白的血栓栓子

四、诊断

由于与冠状动脉粥样硬化所致的急性冠脉综合征临床表现相似，冠状动脉栓塞在血管造影前很难与动脉粥样硬化性急性冠脉综合征区别开来，而使诊断具有挑战性。通常冠状动脉栓塞的诊断基于三个方面：①有引起冠状动脉栓塞的栓子来源；②符合AMI的诊断；③冠状动脉造影显示为正常的冠状动脉[22]。2015年制定的冠状动脉栓塞的NCVC（National Cerebral and Cardiovascular Center）诊断标准，也是以上述3个方面为基础。它包括3个主要标准和3个次要标准。3个主要标准是：①冠状动脉栓塞和血栓形成无动脉粥样硬化表现的血管造影证据；②并发多部位冠状动脉栓塞；③伴随系统性栓塞，但不包含AMI所导致的左心室血栓。3项次要标准是：①除"罪犯"血管之外，冠状动脉造影其他血管狭窄＜25%；②经检查发现的栓塞来源（如TTE、TEE、CT、MR等）；③存在栓塞的危险因素，即心房颤动、心肌病、风湿性瓣膜病、感染性心肌炎、人工瓣膜置换术、近期心脏手术、高凝状态、卵圆孔未闭或房间隔缺损（表4-2）。

表4-2 日本NCVC诊断标准[26]

主要标准
 冠状动脉栓塞和血栓形成无动脉粥样硬化表现的血管造影证据
 并发多部位冠状动脉栓塞
 伴随系统栓塞，但不包含AMI所导致的左心室血栓
次要标准
 除"罪犯"血管之外，冠状动脉造影其他血管狭窄＜25%
 经检查发现有栓塞来源（如TTE、TEE、CT、MR等）
 存在栓塞的危险因素，即心房颤动、心肌病、风湿性瓣膜病、感染性心肌炎、人工瓣膜置换术、近期心脏手术、高凝状态、卵圆孔未闭或房间隔缺损
确诊CE
 ≥2个主要标准
 1个主要标准＋≥2个次要标准
 3个次要标准
可疑CE
 1个主要标准＋1个次要标准
 2个次要标准
CE排除标准
 血栓病理检查发现斑块成分
 冠状动脉血运重建史
 冠状动脉瘤样扩张
 病变近段血管经IVUS/OCT发现斑块破裂或侵蚀

五、治疗

由于冠状动脉栓塞多具有明确的病因，因此病因治疗在预防冠状动脉栓塞发生及治疗中非常重要，是冠状动脉栓塞治疗的基础。感染性心内膜炎需积极抗感染及手术治疗，避免栓子脱落；左房黏液瘤应及时行外科手术治疗；外科瓣膜置换后应进行有效的抗凝治疗，避免附着血栓形成。对恶性肿瘤应予积极的抗肿瘤治疗，避免血道转移。因卵圆孔未闭是导致冠状动脉矛盾栓塞的主要病理解剖基础，对于冠状动脉矛盾栓塞的患者可行介入封堵和外科修补术。心房颤动（包括阵发性心房颤动）患者均有发生冠状动脉血栓栓塞（CTE）的风险，应根据CHA2DS2评分及CHA2DS2-VASc评分预测心房颤动患者血栓形成风险，根据评分标准进行抗凝治疗，预防冠状动脉血栓栓塞，在预测血栓形成及卒中方面，CHA2DS2-VASc评分可能优于CHA2DS2评分系统。

目前对于冠状动脉栓塞导致的AMI患者的治疗方案，尚无统一共识，治疗基础为溶栓治疗、抗凝治疗及冠状动脉介入治疗[23]。由于目前冠状动脉栓塞主要以CTE为主，本篇以下内容主要为CTE所致急性心肌梗死的治疗。

（1）CTE急性期的治疗：CTE急性期在血管造影前很难与动脉粥样硬化性急性冠脉综合征区别开来。因此，抗血小板治疗、镇痛和紧急冠状动脉造影的初步治疗与任何疑似急性冠脉综合征病例相同。从血管造影上看，冠状动脉栓塞可能伴随着严重的血栓负荷。如确诊系冠状动脉栓塞，治疗主要包括抗凝（不含抗血小板治疗）、溶栓和血栓抽吸治疗。单纯抗凝治疗，主要包括应用肝素及华法林抗凝，适用于冠状动脉远端或较小分支的栓塞[24]。静脉溶栓治疗有助于栓子的清除[25]，但疗效并不确切，可能溶栓失败；对于感染性心内膜炎脱落的有菌赘生物所致的冠状动脉栓塞，溶栓治疗可能导致细菌的播散，应当避免。根据目前研究及病例报道，血栓抽吸是CTE最直接、最有效的治疗方法[26,27]。

多数患者经血栓抽吸后可在较短时间内恢复血流，避免支架置入；即使没有完全抽吸出血栓，也可促进TIMI血流恢复；或在血栓抽吸过程中，血栓推送至更远端，从而减少心肌损伤、降低死亡率。经血栓抽吸的物质可以行病理学检查，为诊断提供依据。部分病例为大块血栓或冠状动脉远段血栓，血栓抽吸治疗效果不佳，只能采取抗凝或GPⅡb/Ⅲa为主的抗栓治疗[28]。单纯的球囊扩张只能将栓子压碎及损伤血管内皮，且不能避免远端血管栓塞的发生[29]。冠状动脉内置入支架也是一种治疗策略，但是由于栓塞病变位于正常冠状动脉，无固定冠状动脉狭窄，以及支架置入后往往需要在抗凝治疗基础上联合双联抗血小板治疗，增加出血风险，因此原则上不建议行冠状动脉支架置入术。除上述治疗措施外，冠状动脉血栓切除术也是冠状动脉栓塞治疗的一种选择[29]。血管远端保护装置可减少介入手术过程中血栓向远端偏移所造成的微循环功能障碍[30]。

（2）CTE的后期治疗：CTE的后期治疗主要为抗凝治疗，对于大多数冠状动脉栓塞患者来说，若出血风险较低且无可逆危险因素，推荐口服抗凝药，抗凝治疗包括华法林或新型口服抗凝药。心房颤动患者长期口服抗凝剂的栓塞复发率为10%。长期抗凝时间需根据有无血栓形成的可逆危险因素而制定，如果有获得性血栓形成的危险因素（表4-3），应进行3个月的口服抗凝药物治疗，对于长期存在血栓栓塞疾病危险因素的患者，应考虑长期口服抗凝药物。抗凝治疗一般不包括抗血小板治疗，但是在支架置入的患者，需联合使用抗血小板药物，治疗方案包括三联抗栓治疗或口服抗凝剂联合一种抗血小板药物，但治疗方案需密切评估出血风险，并在治疗过程中密切观察有无出血倾向。左心耳封堵装置在冠状动脉栓塞中的作用还缺乏研究；如果患者无法长期口服抗凝剂治疗，这可能是一种替代方法。

表4-3 获得性血栓形成的危险因素[30]

获得性血栓形成的高危因素
近期手术/创伤/骨折史
制动
癌症活动期
吸烟
抗磷脂综合征
自身免疫功能异常
骨髓增生性疾病
促进血栓形成的化疗药物
肝素所致血小板减少症
微量蛋白尿/肾病综合征
妊娠或产后
口服避孕药
雌激素或黄体素治疗
选择性雌激素受体调节剂（如他莫昔芬）
阵发性血红蛋白尿

六、预后

冠状动脉栓塞的预后主要取决于栓子的性质（血栓、菌栓或其他）和栓子大小及栓塞部位。病因学的诊断及治疗非常关键，以预防冠状动脉栓塞的发生。发生冠状动脉栓塞后，冠状动脉栓子的大小以及冠状动脉直径的大小对患者预后产生非常重要的影响，大的栓子可以阻塞冠状动脉开口或近端，造成冠状动脉血流中断、大面积心肌梗死或致命性心律失常等严重后果；而小的冠状动脉栓子多影响冠状动脉远段。冠状动脉栓塞所致AMI与非冠状动脉栓塞所致AMI预后相比，短期预后略好，但长期预后较差。在回顾性研究中，重度肺栓塞合并PFO的患者较未合并PFO的患者死亡率明显增加。认为是冠状动脉或更常见的脑循环的反常栓塞所致[31]。2015年Shibata的研究发现，冠状动脉栓塞组30天心血管死亡率稍低于非冠状动脉栓塞组，但长期预后较差，包括冠状动脉栓塞复发在内的5年血栓栓塞事件（包括心源性脑卒中、急性肢体血栓栓塞和其他器官的血栓栓塞事件）发生率为10.4%，5年MACCE（包括心源性死亡、心肌梗死、室性心动过速/心室颤动、脑卒中或复发性血栓栓塞）事件发生率为27.1%。尽管冠状动脉栓塞组30天心血管死亡率明显低于非冠状动脉栓塞组，但随访期间的全因死亡和心脏死亡在冠状动脉栓塞组明显高于非冠状动脉栓塞组（图4-10）。其中，冠状

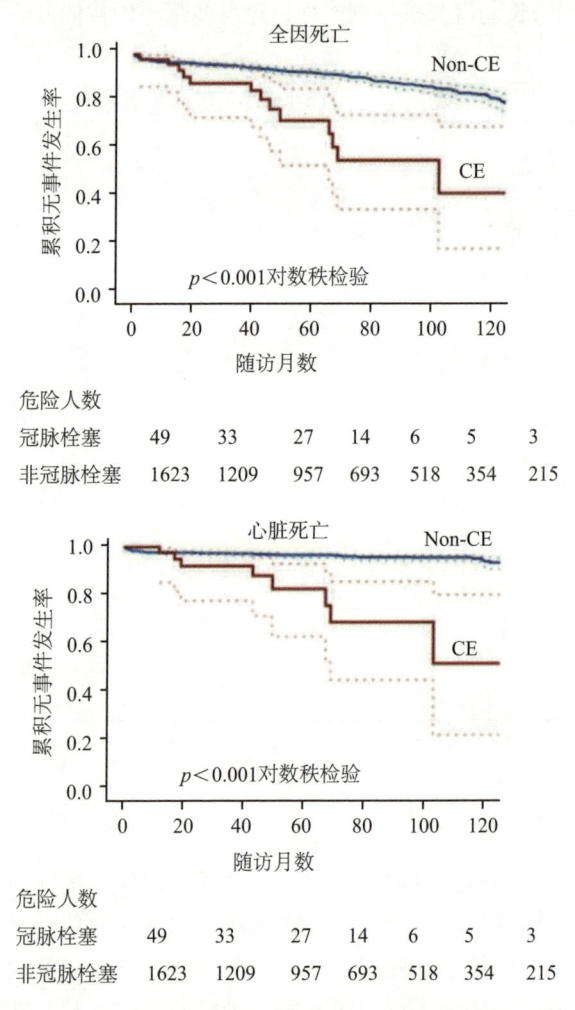

图4-10 冠状动脉栓塞和非冠状动脉栓塞所致急性心肌梗死患者长期预后的比较
Kaplan-Meier曲线显示无全因死亡的5年生存率[1]

动脉栓塞所致AMI全因死亡率高可能与合并症（如心肌病或瓣膜性心脏病）或是感染性心内膜炎、肿瘤等病因有关[32]。在2018年Raphael的研究中对冠状动脉栓塞患者进行了长期随访，10%的患者有复发性血栓栓塞疾病（4%冠状动脉栓塞，6%卒中），而且复发事件均发生在潜在心房颤动患者中。冠状动脉栓塞组的10年心脏死亡率约为50%，而无冠状动脉栓塞的急性冠脉综合征组的心脏死亡率小于10%。两组研究结果相类似。

七、典型病例

患者男性，62岁，因"胸痛3小时"入院。患者于入院前3小时无明显原因出现胸痛，胸骨后为著，逐渐加重，难以忍受，性质不详，伴头痛、肩背部疼痛，伴恶心、呕吐，发病后至急诊科，以"急性前壁心肌梗死、心房颤动"收入院。

既往高血压病史20年，口服"降压0号"，控制不详；心房颤动病史14年，近5年停用华法林治疗。无糖尿病病史，无烟酒嗜好。

入院查体：T36.4℃，P86次/分，R19次/分，BP130/56mmHg。双肺呼吸音粗，未闻及干、湿啰音；颈静脉无怒张；心界无增大，心率100次/分，心律绝对不齐，第一心音强弱不等，未闻及病理性杂音；脉搏短绌；腹软，无压痛、反跳痛，肝、脾肋下未及；双下肢无水肿，足背动脉搏动可。心电图检查：心房颤动，V1～V3 QS波，ST段抬高0.1～0.15mV，伴多导联ST段压低（图4-11）。

实验室检查结果示，入院时肌钙蛋白I（cTnI）0.045μg/L（正常参考值＜0.023μg/L）；发病第20小时肌钙蛋白I＞50ng/ml（正常参考值0～0.09 ng/ml），肌酸激酶同工酶（CK-MB）83U/L（正常参考值为0～24U/L）。白细胞10.59×10⁹/L，余血常规项目和肝、肾、甲状腺功能、凝血指标均在正常范围内。考虑符合急性心肌梗死的血液学检查。

床旁心脏超声检查示：LVD50mm，EF52%，左室前间隔基底段至中段，前壁心尖段，下壁心尖段无运动；左室壁向心性增厚，心脏收缩功能储备状态，左心室舒张功能减退，左房血栓形成（图4-12）。

结合患者症状、心电图、心肌酶及超声心动图表现，诊断为急性前间壁心肌梗死、心房颤动、左心房血栓、高血压病，有急诊冠脉介入治疗指征；给予抗血小板及抗凝治疗，急性冠状动脉造影示前降支中远段血流中断，可见血栓影，回旋支轻度狭窄（图4-13），右冠状动脉造影未见明显异常。因阻塞位于前降支中远段，且患者有多年心房颤动病史，心脏彩超见左心房血栓形成，考虑冠状动脉栓塞的可能性大，若置入支架后三联抗栓治疗出血风险高，因此未考虑支架置入治疗方案；由于当时当地医院条件及患者条件所限，未行血栓抽吸术，给予患者

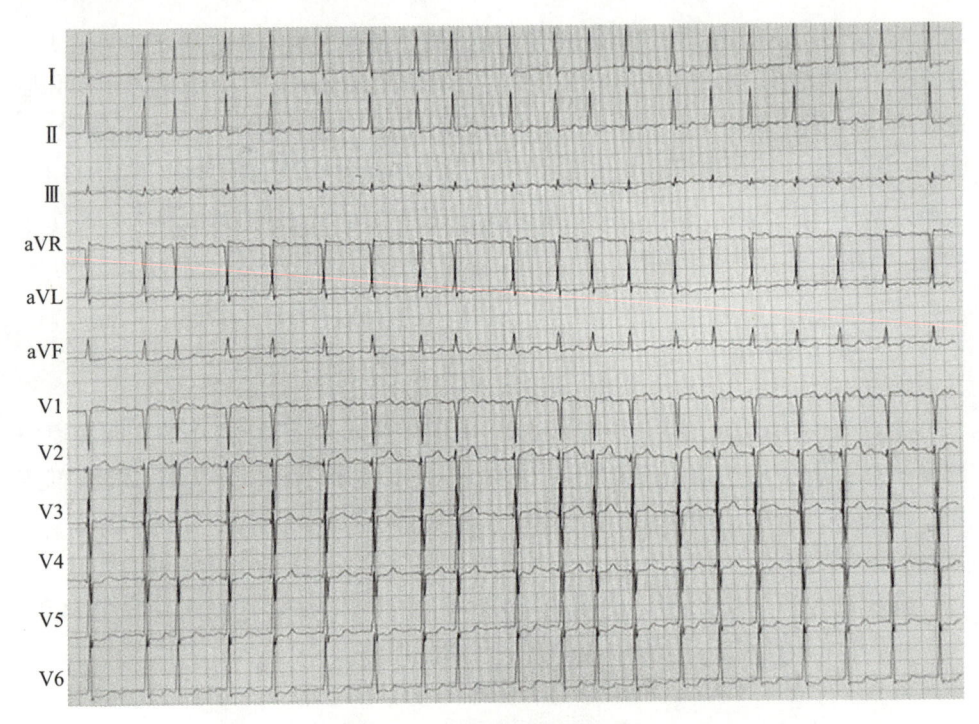

图4-11 患者入院时心电图

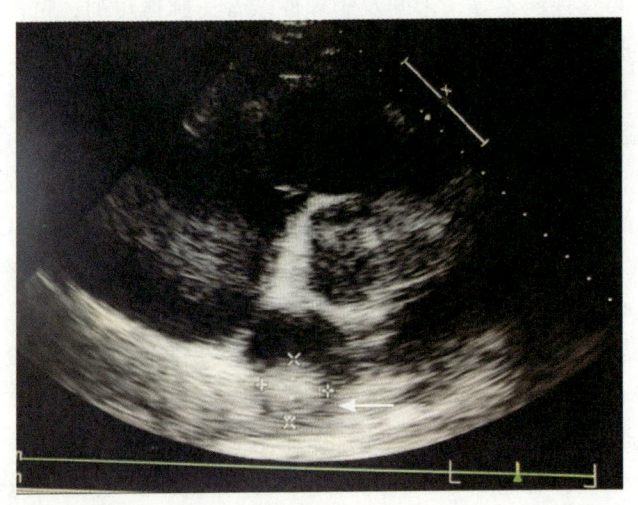

图4-12 超声心动图大动脉短轴切面左心房血栓（白色箭头所示）

抗凝治疗为主的药物非手术治疗方案，病情较稳定，未再胸痛，好转出院。出院后给予阿司匹林＋华法林口服，嘱定期复查凝血，监测INR。

讨论：

本例患者有胸痛、心电图ST段和心肌酶动态改变，心肌梗死诊断明确，但

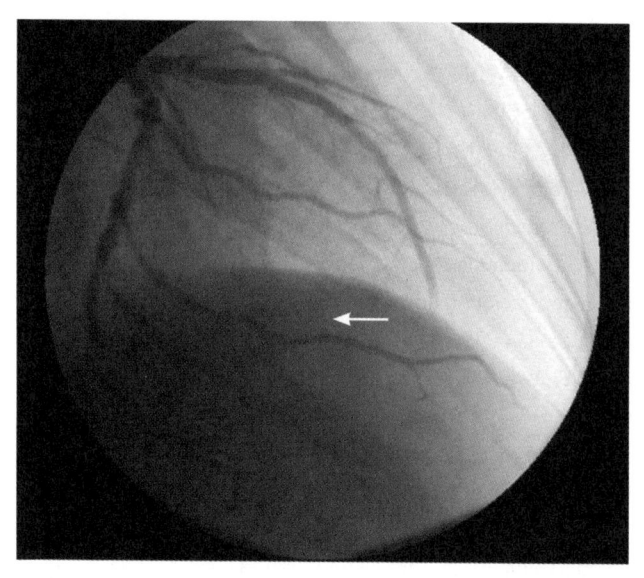

图4-13 入院后急诊冠状动脉造影，箭头示前降支血流中断

其病因却较为少见，考虑为冠状动脉血栓栓塞。诊断依据：①冠状动脉栓塞和血栓形成无动脉粥样硬化表现的血管造影证据；②超声心动图检查示左心房血栓；③患者既往心房颤动病史，未行抗栓或抗凝治疗，存在栓塞的危险因素。根据2015日本NCVC诊断标准，该患者符合1个主要标准＋≥2个次要标准，达到确诊冠状动脉栓塞的标准。本例患者最佳治疗方案为血栓抽吸，但对于血栓抽吸治疗效果不佳或偏远端的血栓，也可采取抗凝或GPⅡb/Ⅲa为主的抗栓治疗，对于该患者是合适的治疗方案[33]。

该患者因条件的局限性及治疗决策方案，未能行IVUS/OCT检查及血栓抽吸治疗，缺少腔内影像学或者血栓抽吸治疗后冠状动脉造影表现的影像学诊断依据支持；患者经一段时间抗凝治疗后好转出院，未再复查冠状动脉造影，未能观察经过抗凝治疗后的冠状动脉表现，缺少了病例诊断及治疗评价的依据，为该病例的局限性所在。

主要参考文献

[1] Shibata T, Kawakami S, Noguchi T, et al. Prevalence clinical features, and prognosis of acute myocardial infarction attributable to coronary artery embolism. Clinical perspective. Circulation, 2015, 132: 241-250.

[2] Prizel KR, Hutchins GM, Bulkley BH. Coronary Artery Embolism and Myocardial Infarction. Annals of Internal Medicine, 1978, 88（2）: 155.

[3] 王江友，陈涵，苏晞. 心房颤动患者冠状动脉栓塞诱发急性心肌梗死一例. 中华老年心

脑血管病杂志, 2015, 17（6）: 653-654.

[4] Camaro C, Aengevaeren WRM. Acute myocardial infarction due to coronary artery embolism in a patient with atrial fibrillation. Netherlands Heart Journal, 2009, 17（8）: 297-299.

[5] Raphael CE, Heit JA, Reeder GS, et al. Coronary embolus: an underappreciated cause of acute coronary syndromes. Jacc Cardiovascular Interventions, 2018, 11（2）: 172-180.

[6] 胡章乐, 王晓晨. 冠状动脉栓塞. 临床与病理杂志, 2014, 34（2）: 216-221.

[7] Fabri J, Issa VS, Pomerantzeff PMA, et al. Time-related distribution, risk factors and prognostic influence of embolism in patients with left-sided infective endocarditis. Int J Cardiol, 2006, 110: 334-339.

[8] Murphy JC, Bhindi R, Ward M. An unusual cause of embolic myocardial infarction. Eur Heart J, 2012, 33: 960.

[9] El Sabbagh A, Al-Hijji MA, Thaden JJ, et al. Cardiac myxoma: the great mimicker. J Am Coll Cardiol Img, 2017, 10: 203-206.

[10] Mallouppas M, Vassiliou V, Goddard M, et al. An unusual complication of hip surgery: paradoxical coronary embolism of foreign material as a cause of acute MI. Euro Intervention, 2015, 11: 658.

[11] Waksman R, Ghazzal ZM, Baim DS, et al. Myocardial infarction as a complication of new interventional devices. Am J Cardiol, 1996, 78: 751-756.

[12] Khawaja MZ, Sohal M, Valli H, et al. Standaloneballoon aortic valvuloplasty: Indications and outcomes from the UK in the transcatheter valve era. Catheter Cardiovasc Interv, 2013, 81: 366-373.

[13] Chikkabasavaiah N, Rajendran R. Percutaneous coronary intervention for coronary thromboembolism during balloon mitral valvuloplasty in apregnant woman. Heart Lung Circ, 2016, 25: e29-31.

[14] Cheng JT, Cahill WJ, Foley EF. Coronary embolism. J Am Med Assoc, 1953: 211-213.

[15] 李忠佑, 刘健, 陈红. 冠状动脉栓塞致急性心肌梗死一例. 中国心血管杂志, 2012, 17（6）: 424-425.

[16] 许小朋, 季舒亚, 车文良. 心房颤动、冠状动脉栓塞致急性心肌梗死一例. 上海医学, 2018（6）: 370-371.

[17] Ilia R, Weinstein JM, Wolak A, et al. Coronary thrombus in ST elevation myocardial infarction and atrial fibrillation. Journal of Thrombosis & Thrombolysis, 2013, 35（1）: 119-122.

[18] Hernández F, Pombo M, Dalmau R, et al. Acute coronary embolism: angiographic diagnosis and treatment with primary angioplasty. Catheter Cardiovasc Interv, 2002, 55: 491-494.

[19] Wang LW, Omari A, Muller DW, et al. Coronary artery embolization after successful surgical ablation of atrial fibrillation. Circulation, 2013, 127: 960-961.

[20] Hong YJ, Ahn Y, Jeong MH. Role of intravascular ultrasound in patients with acute myocardial infarction. Korean Circ J, 2015, 45: 259-265.

[21] Jia H, Kubo T, Akasaka T, et al. Optical coherence tomography guidance in management

of acute coronary syndrome caused by plaque erosion. Circ J, 2018, 82: 302-308.

[22] 陈珏, 吴元, 陈纪林, 等. 风湿性心脏病合并非冠状动脉粥样硬化性心肌梗死的临床及冠脉造影分析. 中华老年多器官疾病杂志, 2006, 5 (2): 105-107.

[23] Hosokawa Y, Tanaka K, Mizuno K. Successful treatment for refractory coronary thrombus with scoring balloon angioplasty. Catheterization and Cardiovascular Interventions, 2012, 79 (2): 282-287.

[24] 郭倩玉, 卢成志, 孔祥荣. 风湿性心脏病心房颤动患者左主干栓塞致急性心肌梗死一例. 中华老年心脑血管病杂志, 2013, 15 (7): 769.

[25] George JC, Buchanan D, Mazzoni J. Thrombectomy and fibrinolytic therapy of prosthetic valve thrombosis complicated by coronary embolism. J Invasive Cardiol, 2011, 23 (1): E243-245.

[26] Huang AL, Murphy JC, Shaw E, et al. Routine aspiration thrombectomy improves the diagnosis and management of embolic myocardial infarction. Catheter Cardiovasc Interv, 2016, 87: 642-647.

[27] Blankenship JC. When in doubt, aspirate. Catheter Cardiovasc Interv, 2016, 87: 648-649.

[28] Stoel MG, von Birgelen C, Zijlstra F. Aspiration of embolized thrombus during primary percutaneous coronary intervention. Catheter Cardiovasc Interv, 2009, 73: 781-786.

[29] 刘强, 张智, 张登洪, 等. 二尖瓣机械瓣置换术后冠状动脉血栓栓塞致急性心肌梗死1例. 四川医学, 2015, 2015 (11): 1611-1612.

[30] Liu G, Yang P, He Y. Left ventricular mural thrombus and dual coronary embolization associated with hyperthyroid cardiomyopathy and atrial fibrillation: a case report. BMC Cardiovascular Disorders, 2017, 17 (1): 128.

[31] Konstantinides S, Geibel A, Kasper W, et al. Patent for amenovale is an important predictor of adverse outcome in patients with major pulmonary embolism. Circulation, 1998, 97: 1946-1951.

[32] Popovic B, Agrinier N, Bouchahda N, et al. Coronary embolism among st-segment-elevation myocardial infarction patients. Circulation: Cardiovascular Interventions, 2018, 11 (1): e005587.

[33] Stoel MG, von Birgelen C, Zijlstra F. Aspiration of embolized thrombus during primary percutaneous coronary intervention. Catheter Cardiovasc Interv, 2009, 73: 781-786.

第5章

自发性冠状动脉夹层所致心肌梗死

一、概述

自发性冠状动脉夹层（spontaneous coronary artery dissection，SCAD）是一种与动脉粥样硬化性、创伤性、医源性损伤等因素无关的冠状动脉夹层。SCAD是AMI及猝死的重要原因，特别是在年轻育龄期女性及缺乏冠心病危险因素的患者中更为常见。SCAD在流行病学、发病机制、诊断、治疗及预后方面与动脉粥样硬化性心脏病存在诸多差异。本章节拟详细讨论其特点。

二、流行病学

一般人群中，SCAD是1%～4%的急性冠脉综合征（ACS）患者的病因[1,2]。SCAD常见于无传统心血管危险因素（或危险因素很少）的患者。近期研究显示，除外医源性因素、创伤、动脉粥样硬化性夹层后，SCAD已逐渐被公认为是女性ACS的重要病因。已有研究报道称，在不超过50岁的ACS女性患者中，接近1/4的病例都是由SCAD所致[3]。两项研究分别纳入了87例和168例患者，平均年龄分别为43岁和52岁，其中分别有82%和92%的患者为女性[4,5]。虽然传统上认为SCAD常累及年轻女性，但现在人们已逐渐认识到，SCAD也发生于老年女性和绝经后女性中。在一个包括168例患者的组中，几乎60%的患者都超过50岁，且62%的受累女性处于绝经后状态。男性也可发生SCAD（少于10%～15%的病例）；然而，从机制上来说，男性SCAD的起源更可能为动脉粥样硬化型SCAD[6]。研究显示，在所有冠状动脉节段中，中远段是常见发病部位。多血管SCAD发病率为9%～23%。

三、病理学与病理生理学

SCAD的潜在发病机制尚未明确。目前已提出了两种机制，即冠状动脉内膜撕裂和冠状动脉滋养血管自发破裂出血[7]。这两种机制均可形成假腔，假腔内由壁内血肿填充[8]。假腔会因血肿的不断扩大而发生压力驱动性扩大，可导致假腔压迫真腔，进而导致心肌缺血甚至心肌梗死（图5-1）。

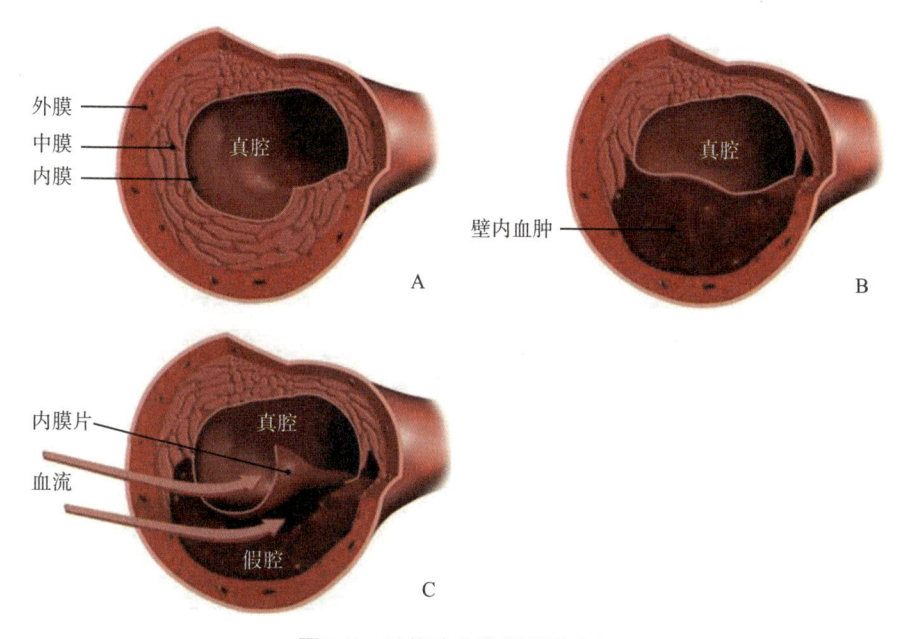

图5-1 冠状动脉横截面模式图
A.正常冠状动脉；B.冠状动脉壁间血肿；C.冠状动脉内膜撕裂

动脉粥样硬化型SCAD通常因中膜萎缩和瘢痕形成限制其病变范围[9]。非动脉粥样硬化型SCAD可导致很长的夹层，而冠状动脉腔内影像学检查则明确显示这些病例中并不存在动脉粥样硬化[10,11]。

在妊娠女性或产后早期的女性中，夹层可能由于生理性血流动力学应激增强，亦可能是由于激素效应削弱了冠状动脉的血管壁[12,13]。在经历过多次生产的女性中，长期反复妊娠期激素改变会进一步增加SCAD的风险，并且所有动脉都更容易在妊娠期间发生夹层[13]。

在组织学上，已有SCAD动脉外膜中的炎症反应（如嗜酸性粒细胞浸润）的报道，提示可破坏中膜-外膜层的动脉周围炎诱发动脉夹层。然而，这种炎症反应可能是机体对SCAD的反应，而非导致SCAD的原因。夹层周围炎症细胞浸润是SCAD与医源性夹层相鉴别的重要特征。

一项回顾性研究提出，冠状动脉迂曲可能是SCAD的标志，或是SCAD的可能机制[14]。在该研究中，将246例SCAD患者与313例对照患者的冠状动脉造影结果进行了对比。在这项研究中，冠状动脉迂曲是指直径不小于2mm的主要心外膜冠状动脉在舒张期末时存在3个或以上90°～180°的连续弯曲；研究发现，患者组和对照组中分别有78%和17%的个体存在冠状动脉迂曲。但冠状动脉迂曲也与冠状动脉外血管病变有关，如纤维肌性发育不良（FMD）[15,16]。

四、疾病的相关性和病因

在大部分病例中，均能发现病因，或能发现相关的诱发性动脉疾病。然而，高达20%的病例会被分类为特发性。大多数特发性SCAD患者通常不存在冠状动脉性心脏病的常规危险因素。可能的易感因素包括FMD、产后状态、多次生产（≥4次）、结缔组织病、全身炎性疾病和激素治疗。

一项纳入了168例SCAD患者的研究显示，约80%的患者有1种或多种易感因素。该研究采用侵入性或非侵入性的血管造影对所有患者的脑循环、髂循环或肾循环进行了筛查，72%的患者有1处或多处FMD。其他研究也已发现，有冠状动脉外血管异常的SCAD患者比例较高，这些异常包括FMD、夹层、迂曲和动脉瘤。相比之下，伴有全身性炎症性疾病的SCAD患者所占比例似乎较小。

少数SCAD患者伴有结缔组织病，如马方综合征，此类患者可能是因为冠状动脉中膜变性引起动脉壁薄弱而容易出现自发性夹层[17]。增加心-循环应激的诱发性应激因素可引起急性SCAD事件，有诱发性动脉病变的背景下尤为如此；据一项当代的病例系列研究报道，超过50%的病例中存在诱发性应激因素，这些应激因素包括剧烈的运动性或情绪性应激、临产和分娩、剧烈的Valsalva类型运动、使用消遣性药物及积极的激素治疗。见表5-1。

表5-1 SCAD相关的疾病和因素[17]

疾病或因素	队列研究中报告的率（%）
肌纤维发育不良	25～86
妊娠	2～8
多胎分娩（≥4）	8.9～10
遗传性动脉病和结缔组织病	
马方综合征，Loeys-Dietz综合征，血管Ehlers-Danlos综合征，$α_1$-抗胰蛋白酶缺乏症，多囊肾	1.2～3.0
外源激素	
口服避孕药，绝经后治疗，不孕治疗，睾酮，糖皮质激素	10.7～12.6

疾病或因素	队列研究中报告的率（%）
全身性炎症疾病	
系统性红斑狼疮，克罗恩病，溃疡性结肠炎，结节性多动脉炎，结节病，Churg-Strauss综合征，韦格纳肉芽肿病，类风湿关节炎，川崎病，乳糜泻	<1
偏头痛	NR
冠状动脉痉挛	NR
诱发因素	
剧烈运动，呕吐、咳嗽，举重物，激烈的情绪应激，劳动，毒品（可卡因、冰毒），外源激素，β-hCG注射，皮质类固醇注射等	>50%患者回忆起存在一项诱发因素

五、临床表现

SCAD的临床表现多种多样，SCAD患者通常表现为AMI的典型症状和体征。最常见的症状是胸痛或肩痛、晕厥、呼吸困难、出汗和恶心（图5-2）[18]。

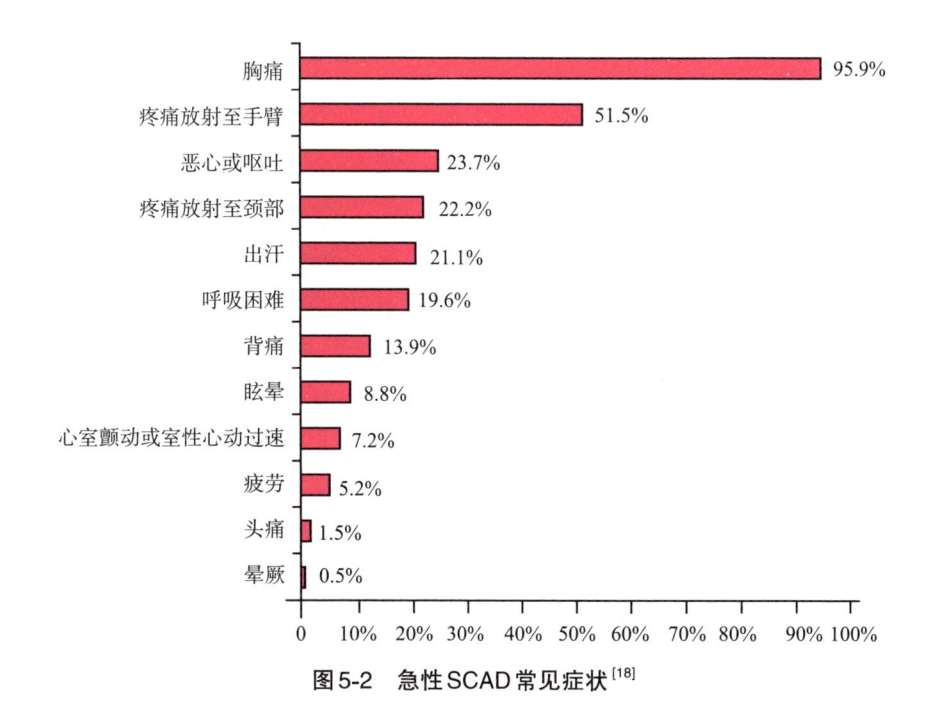

症状	比例
胸痛	95.9%
疼痛放射至手臂	51.5%
恶心或呕吐	23.7%
疼痛放射至颈部	22.2%
出汗	21.1%
呼吸困难	19.6%
背痛	13.9%
眩晕	8.8%
心室颤动或室性心动过速	7.2%
疲劳	5.2%
头痛	1.5%
晕厥	0.5%

图5-2　急性SCAD常见症状[18]

两项分别为前瞻性和回顾性的研究纳入了血管造影确诊NA-SCAD的患者，发现了下列其他临床特征[19]：在SCAD事件之前，7例男性（共16例）和2例女性（共71例）曾有极剧烈的运动。在这两项研究中，躯体应激分别是3%和24%的女性患者的诱发因素，40%的患者存在情绪应激。在其中一项研究中，18%（13/71）的女性为产后状态（发生SCAD事件的平均时间为产后38日）。25%～50%的患者存在STEMI；而无STEMI的患者则存在NSTEMI。4%～14%的患者发生了危及生命的室性心律失常。

在上述规模最大的两项病例系列研究中，冠状动脉造影获得了如下发现：冠状动脉左前降支是最常受累的血管（40%～70%的病例）。最常见的血管造影类型是2型（67%）。大多数患者仅累及单支冠状动脉（约80%），但是不连续冠状动脉段的多支血管受累也并不罕见[20]，这些发现与更早期的报道大体一致[21]。然而，所纳入的很多患者伴有显著动脉粥样硬化性冠状动脉疾病，可能影响SCAD的流行病学、临床表现或预后。

SCAD患者其他血管床也可同时存在夹层，如颈动脉或椎动脉[22]。表明部分患者可能有强烈全身性易感环境（可能是激素性、炎症性、情绪性或躯体性）所加重的全身性诱发性动脉病变，可能使主诉症状更为复杂。

六、诊断

如果年轻患者没有冠状动脉性心脏病病史或危险因素但发生AMI或心搏骤停，则均应考虑SCAD，尤其是女性患者。

1.冠状动脉造影及SCAD分型　在无既往创伤的情况下，大多数患者在进行冠状动脉造影时得出SCAD的诊断。血管造影诊断SCAD的标准：不存在冠状动脉粥样硬化的情况下存在非医源性的夹层平面，伴有透射线的内膜瓣和造影剂染色的典型改变。然而，一项当代的血管造影病例系列研究发现，这些以前被视为典型的表现仅见于不足30%的NA-SCAD病例中[23]。大多数NA-SCAD患者都会因壁内血肿而在血管造影中表现为长而弥散的狭窄，并且血管造影通常不能发现这种表现，导致漏诊该病。

SCAD的冠状动脉造影表现分为3种类型（图5-3）[24]：1型，动脉壁出现该病特有的造影剂染料染色伴多处可投射线管腔，伴或不伴染料滞留或造影剂清除缓慢。2型，弥漫性长而光滑的狭窄灶，狭窄严重程度可从轻度狭窄至完全阻塞。3型，拟似于动脉粥样硬化，伴有局灶性或管状的狭窄，需要OCT或IVUS来鉴别病因。

对于考虑诊断为该病但冠状动脉造影不能确诊的患者，采用OCT或IVUS进行冠状动脉内成像可能有用。通过这些显像方法，若存在壁内血肿和（或）双腔，即可确诊为SCAD。如果诊断仍不确定，也可在4～6周复行冠状动脉造影，以评估血管造影是否显示夹层节段自发愈合。

2.腔内影像学　对于造影诊断困难或无法诊断的病例来说，腔内影像学可作

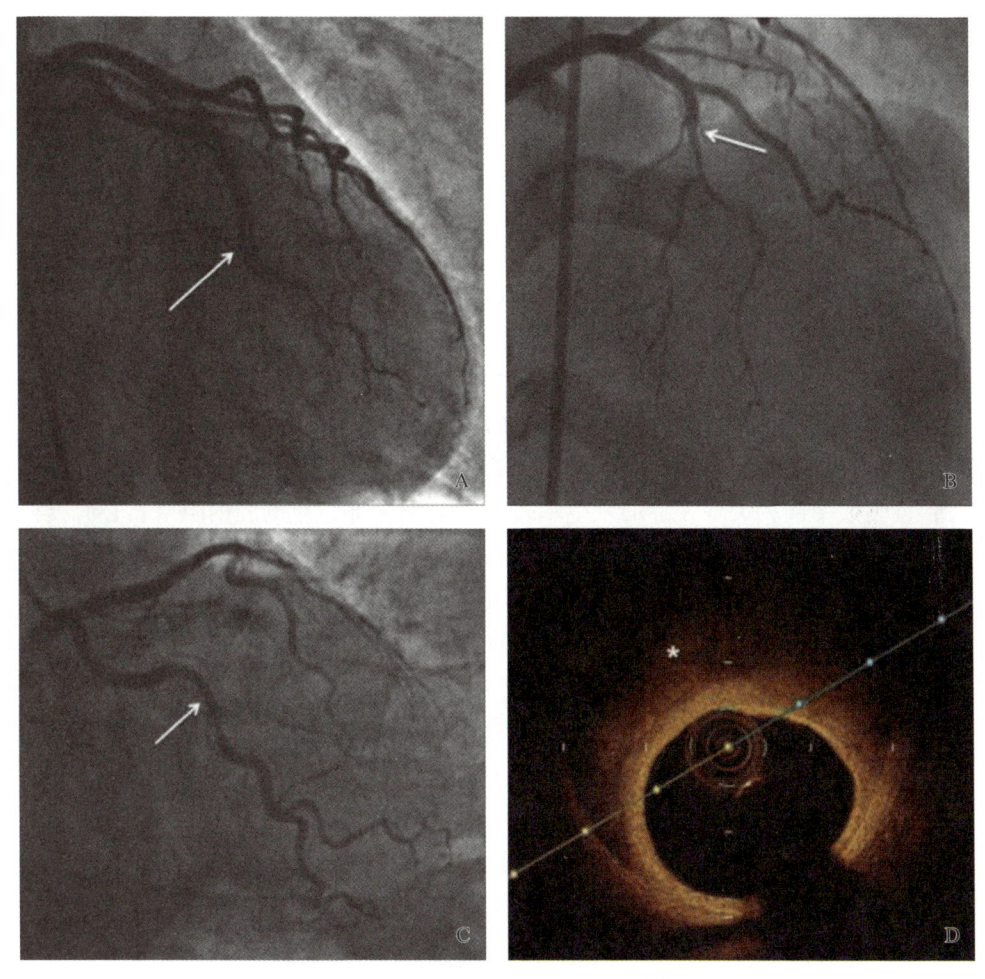

图 5-3　SCAD 的血管造影特征[24]

为辅助诊断手段。IVUS可以检测出内膜撕裂、假腔形成、IMH及腔内血栓，但其分辨率并不能将以上病变特征完全区分开来。IVUS的优势在于其穿透力较强，可以评估IMH的深度和范围。OCT使用光波，分辨率高，可以清楚显示动脉管壁结构。在显示管腔-内膜界线、内膜撕裂、假腔、IMH（intramural hematoma，壁内血肿）、腔内血栓方面优于IVUS。OCT使得SCAD的诊断变得简单。当造影不能明确诊断时，若腔内成像安全，可考虑行OCT。腔内成像技术同样存在一定的潜在风险，如使夹层范围扩大、真腔闭塞等。因此再行腔内成像之前，要先考虑其获益与风险。

3.冠状动脉CTA　心脏计算机断层成像造影（CCTA）是中低危ACS表现患者评估冠状动脉情况的有效工具。但对于高危ACS患者且考虑SCAD时，CCTA并不推荐作为首选。SCAD在CCTA上表现为存在两个腔，夹层内造影剂潴留。

对于SCAD患者来说，CCTA可作为随访的工具，尤其是那些夹层发生于冠状动脉近端或直径较大的冠状动脉中的患者。

七、治疗

对于大多数SCAD患者，确诊之后优先选择非手术治疗[25]。然而，最佳治疗方法仍不确定，部分归咎于临床经验有限。已报道了多种治疗方法，包括非手术治疗、PCI或CABG进行紧急血运重建、纤溶疗法（随后联用或不联用PCI）、机械血流动力学支持和心脏移植[12,26]。

对于表现为AMI并有持续缺血或血流动力学受损症状的患者，应考虑通过PCI或CABG进行血运重建[27]。然而，对SCAD患者进行血运重建的技术难度很大，且失败率或相关并发症的发生率较高[28]。对于非危重的腔内阻塞、心肌梗死溶栓试验（thrombolysis in myocardial infarction，TIMI）分级为3级的血流（见表5-1）且临床状况稳定的患者，在有进一步的证据可用于指导治疗之前，推荐非手术治疗。随访应激测试或冠状动脉造影的效用尚不明确。流程见图5-4。

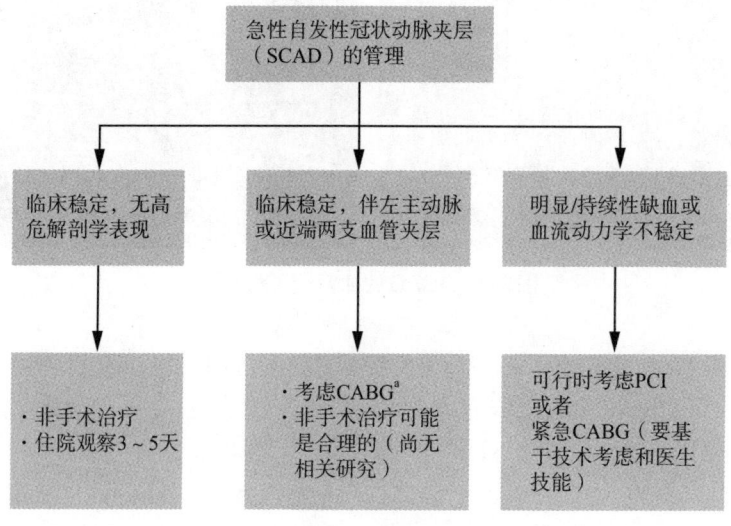

图5-4 急性SCAD的管理流程[27]

a.左主动脉或近端两支血管夹层

许多SCAD患者会接受长期阿司匹林、β受体阻滞剂和1年的氯吡格雷治疗，如果存在血脂异常还会加用1种他汀类药物[29,30]。对于SCAD这种治疗存在困难并且相对不清楚的疾病而言，正在进行中的前瞻性研究应该可进一步阐明治疗方法。

从技术方面考虑，对SCAD患者行PCI通常较困难，部分归因于血管壁脆弱。在真腔内向前推进冠状动脉导丝具有一定难度。任何器械操作都有可能扩大夹层和阻塞旁支，如导丝置入、血管成形术或支架置入术。此外，夹层通常范围很大并累及小管径的远端血管，需要较长的支架，使随后发生支架内再狭窄的可能性较高。此外，在既往置入了支架的血管节段中，壁内血肿的暂时消退可能增加晚期支架贴壁不良和支架血栓形成的风险。因此，仅在患者有较强的临床指征时才进行PCI，并且应考虑进行辅助冠状动脉内成像来最优化支架支撑结构的贴壁。理论上，使用生物可吸收支架或许具有优势[31]。或许也可使用切割球囊在假腔上造口，以减小壁内血肿对真腔的压迫。

1.抗凝和抗血小板治疗　很多学者对SCAD患者接受ACS标准治疗的合理性存在质疑。因此对于住院期间开始抗凝治疗的患者，若无其他全身抗凝指征，可在确诊SCAD后停止抗凝治疗。同样，目前尚无研究数据支持急诊SCAD患者服用Ⅱb/Ⅲa抑制剂。接受PCI的SCAD患者应在PCI术后接受指南规定的抗血小板治疗。而关于未行PCI的SCAD患者是否需要接受双联抗血小板治疗（DAPT）尚无明确证据。从理论上来讲，SCAD患者早期接受DAPT的获益包括预防由内膜夹层导致血栓形成，但很多医师考虑到出血风险增加和目前尚无获益证据仍选择避免使用DAPT。基于目前ACS DAPT指南，很多专家推荐SCAD患者无论最初选择的治疗策略如何，需接受至少一年双联抗血小板治疗，阿司匹林则终身服用。也有很多专家推荐SCAD患者在接受药物治疗后若无禁忌证应至少服用阿司匹林1年。考虑到抗血小板药物增加出血风险，尤其是经期女性，SCAD患者接受DAPT和阿司匹林治疗仍存在一定争议[32]。

2.β受体阻滞剂　对于左心室功能障碍或心律失常，以及患高血压的SCAD患者来说，应考虑使用β受体阻滞剂。从动脉粥样硬化性心肌梗死或主动脉夹层的获益来看，一些专家主张SCAD患者常规使用β受体阻滞剂，而另一些专家则考虑到加重血管痉挛和症状性低血压影响，建议选择性地使用。

3.ACEI和ARB　SCAD患者合并左心室功能障碍时，根据指南推荐的心肌梗死后管理指南，推荐使用ACEI或ARB。对于合并高血压的患者来说，ACEI或ARB也可作为一种选择。育龄期女性需警惕肾素-血管紧张素系统拮抗剂的致畸作用。

4.他汀类　患者发生SCAD后不常规推荐使用他汀类药物。但对符合指南推荐的动脉粥样硬化一级预防标准或确认合并动脉粥样硬化疾病或糖尿病的患者来说，可考虑服用他汀类药物。

5.抗心绞痛治疗　SCAD发生后抗心绞痛药物的主要作用为缓解症状。对于患者个体来说，可以考虑使用抗心绞痛药物，但目前并无关于SCAD患者住院期间或长期服用抗心绞痛药物的相关指南推荐。抗心绞痛药物的使用需要权衡其不良反应与获益。

6. 康复治疗　鼓励患者在出院后参加心脏康复计划。SCAD后和标准心肌梗死后的推荐运动项目存在一些差异，不过在有条件时推荐使用专门针对SCAD的康复计划[33]。此类计划囊括了多个学科的方法，包括运动康复、心理社会咨询、膳食和心血管疾病教育及病友小组支持。为了减小动脉剪应力，推荐的运动心率目标为心率储备的50%～70%，运动时的收缩压限制在130mmHg以下。调整运动强度至心率达到目标上限，使患者感觉到运动强度为"中等"至"略有困难"。女性举重的重量应不超过20～30磅，男性不超过50磅。一项队列研究通过70例SCAD患者发现这种康复计划安全有效，患者的胸痛、运动能力、心理社会总体状况及心血管事件均有改善。

八、预后

有关SCAD患者预后的信息来自小规模的病例系列研究，而这些研究所使用的治疗方法各不相同。一项当代研究纳入了168例患者[34]，这些患者的相关信息主要为前瞻性的，其中接近80%的患者初始治疗为非手术治疗，结果如下：住院期间心肌梗死的复发率为4.5%，约20%的患者发生了远期的主要冠状动脉不良事件，接受非手术治疗或CABG的患者的住院期间预后一般较好，而接受PCI患者的短期结局则相对较差。在接受紧急PCI的患者中，获得成功的患者不足2/3，仅有30%的患者可获得长期治疗成功且无并发症。总的来说，2年主要不良事件发生率为10%～17%，而观察到的夹层复发率为13%。在纳入了87例患者的回顾性病例系列研究中，死亡、心力衰竭、心肌梗死或夹层复发等的10年估计发生率为47%（中位随访时间为47个月）。SCAD复发率为17%。同一研究小组还发现，冠状动脉迂曲可能与SCAD复发风险更高有关。

总的来说，复发性心血管事件在最初的SCAD事件后频繁发生，在长期随访中，13%～17%的患者会发生复发冠状动脉夹层。正在进行的进一步的前瞻性SCAD研究有助于阐明SCAD的长期心血管结局，如加拿大SCAD队列研究（NCT02188069）和"虚拟"梅奥诊所SCAD登记研究。

九、总结

自发性冠状动脉夹层（SCAD）是指既非创伤性也非医源性的冠状动脉壁夹层。虽然SCAD并不常见，但如果年轻患者在没有冠状动脉性心脏病病史或危险因素的情况下发生AMI或心搏骤停，则均应考虑SCAD，尤其是女性患者。SCAD在紧急冠状动脉造影中诊断。对于大多数患者而言，优先选择非手术治疗，而非血运重建。很多SCAD患者都应考虑长期使用阿司匹林、β受体阻滞剂和1年的氯吡格雷治疗，有血脂异常时还应考虑加用他汀类药物。复发事件十分常见。

十、典型病例

典型病例一

患者女性，27岁，已婚，农民，主因"劳力后胸痛5天，加重2天"入院。患者自诉5天前因劳力时突然出现胸骨后压榨样疼痛，并向咽部放射，伴有晕厥，未就诊，隔日再次出现胸痛持续30分钟左右自行缓解。2天前因持续性胸痛，休息后不能缓解，于当地医院住院化验心肌酶：肌酸激酶1111U/L，肌酸激酶同工酶CK-MB 94U/L。考虑为急性冠脉综合征疑似急性心肌梗死住院24小时后转入上级医院进一步治疗。

既往体健，育有一女（8岁，体健），无流产史，现无妊娠。查体：体温36.0℃，脉搏72次/分，呼吸18次/分，血压100/60mmHg。听诊心音稍低钝，余查体无阳性发现。入院前、后心电图分别提示：窦性心律，Ⅱ、Ⅲ、aVF导联T波倒置，异常Q波（图5-5，图5-6）。查心肌酶：肌酸激酶同工酶32U/L，肌钙蛋白13.41ng/ml。超声心动图：心内结构未见异常。化验结果示血脂、血糖及甲状腺功能指标均正常。诊断急性下壁心肌梗死。于入院后第8天行冠状动脉造影检查：造影显示右冠状动脉自第二转折处可见局限性线状透明影，平行于管腔，线状影两侧均有造影剂滞留，考虑为夹层，TIMI Ⅲ级，未置入支架（图5-7）。

口服阿司匹林、硫酸氢氯吡格雷、他汀类药物。患者每3～6个月复查一次，硫酸氢氯吡格雷口服6个月后停药。随访2年，一般体力活动不受限。无胸痛及胸闷症状再发，超声心动图显示各房室腔大小正常，室壁运动无异常[35]。

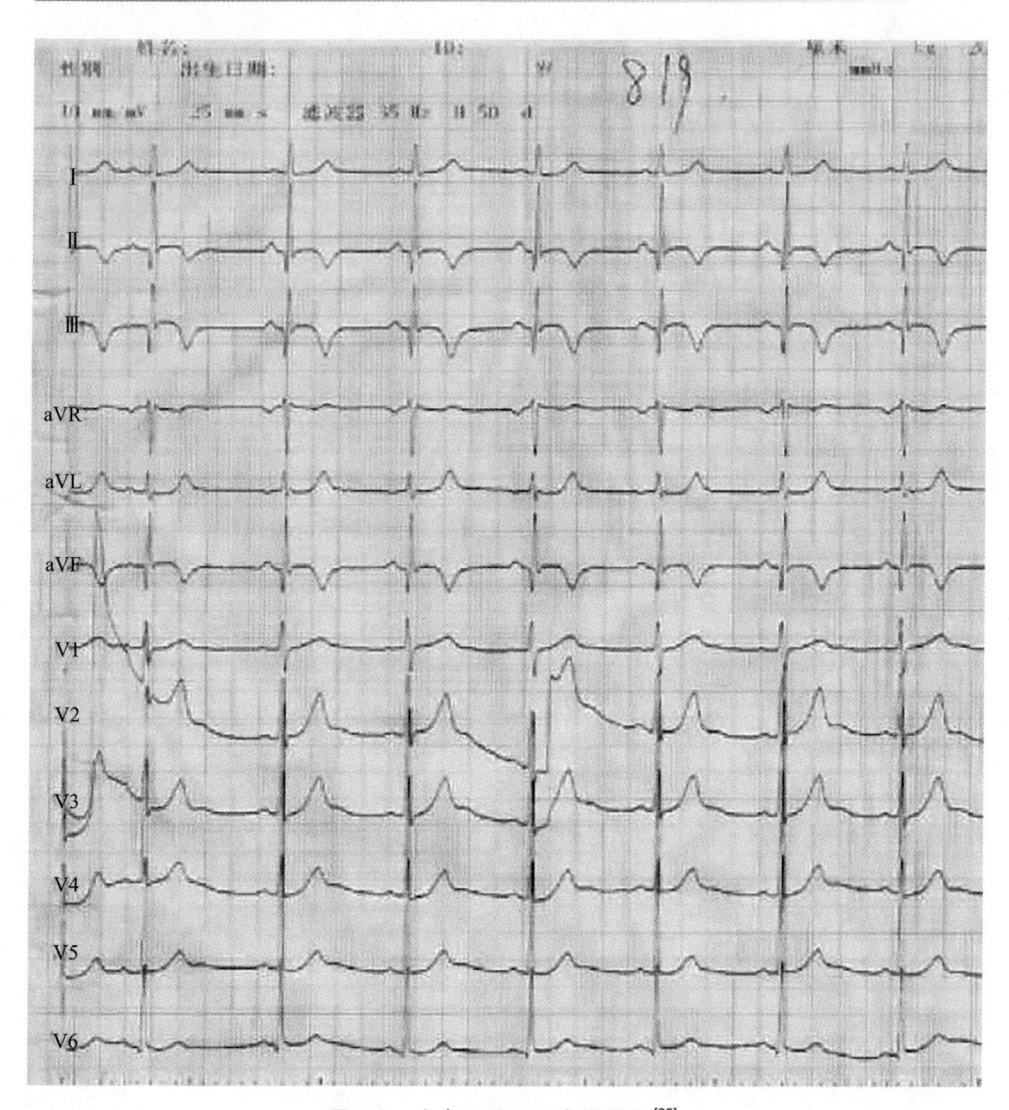

图5-5　患者入院后心电图检查[35]

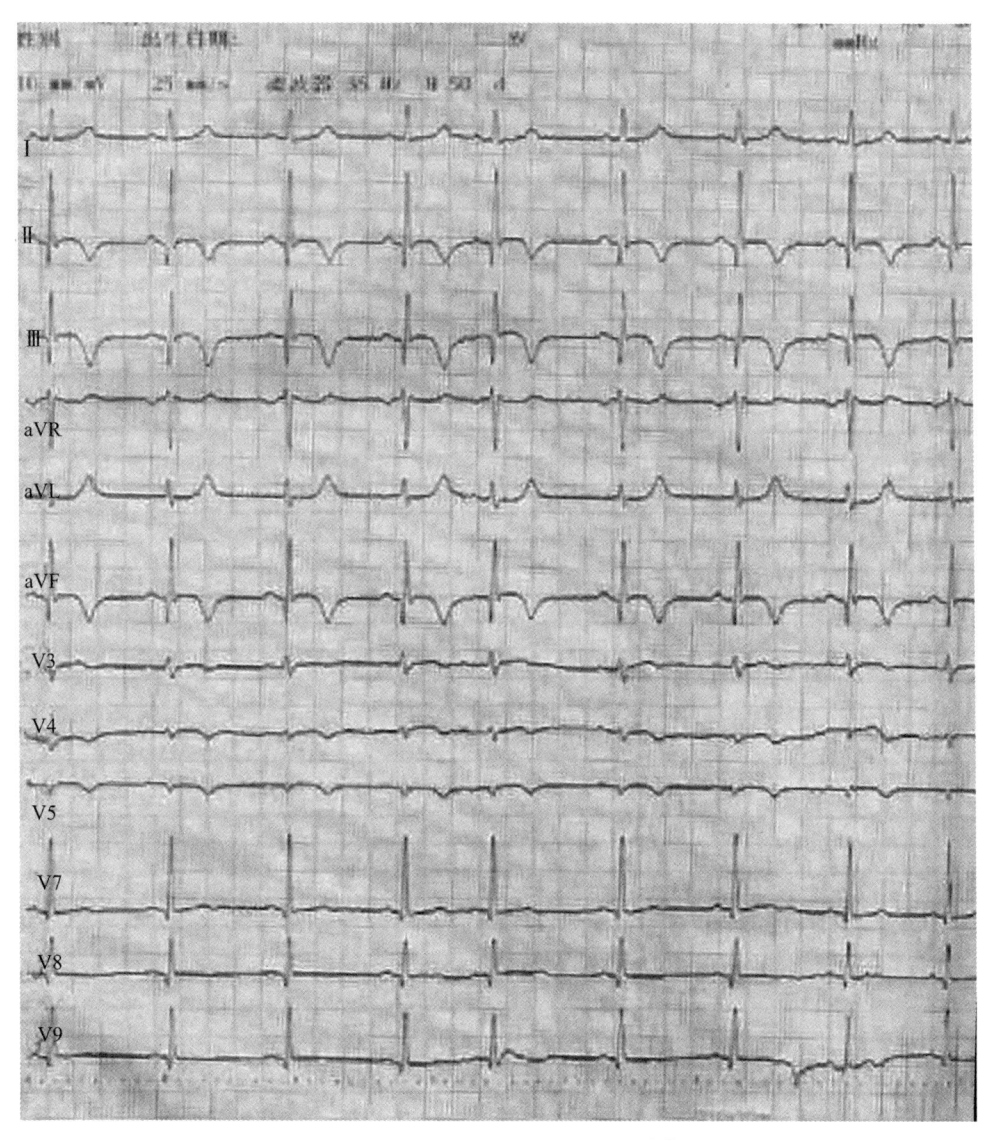

图 5-6　患者入院前心电图检查[35]

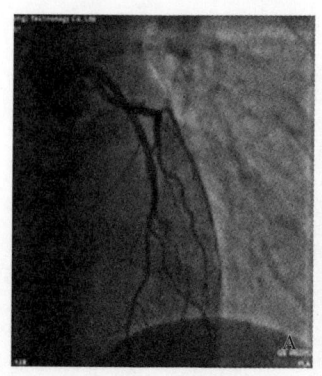

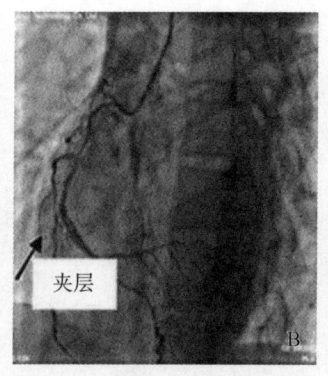

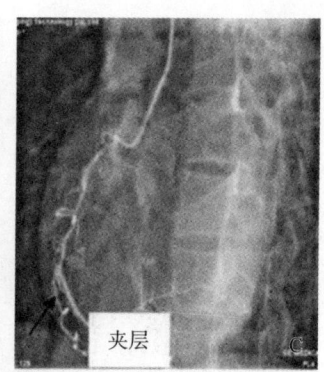

图5-7　患者冠状动脉造影图像
A.左冠状动脉；B、C.右冠状动脉[35]

典型病例二

患者女性，72岁，因"胸痛1天"入院。既往体健，无烟酒不良嗜好，家族中无心脑血管病家族史。入院前1天无明显诱因突发心前区压榨样疼痛伴全身大汗，无头晕、头痛、无黑矇、晕厥等不适。症状持续约30分钟，自服硝酸甘油后有所缓解，但1天内仍反复发作，最长持续时间4小时。入院前2小时患者再发胸痛伴胸闷入急诊科查心电图：广泛前壁ST段弓背向上抬高伴T波高尖（图5-8）。BNP 3590ng/L（参考值＜100ng/L），肌钙蛋白20μg/L（参考值＜0.01μg/L）。因发病时间已超过12小时，故未予急诊溶栓及介入治疗。入院查体示BP 135/70mmHg，心率90次/分。颈静脉充盈，心脏相对浊音界向左侧扩大，二、三尖瓣听诊区均可闻及3/6级收缩期吹风样杂音，双肺呼吸音粗，双下肺可闻及较多湿啰音。床旁超声心动图提示：左心室扩大（M型超声前后径56mm），心尖圆钝，前壁侧壁及心尖活动明显降低，左心室射血分数33%，入院后复查心肌损伤标志物均有动态演变。考虑急性广泛前壁ST段抬高型心肌梗死。给予双联抗血小板、抗凝、调脂、利尿等治疗后，患者症状趋于平稳。入院后1周行冠状动脉造影检查，提示左前降支开口至第一对角支开口前后广泛内膜剥离，前向血流明显受限，局部可见造影剂滞留（图5-9A）。左主干、前降支远端、回旋支及右冠状动脉内膜光滑未见斑块及狭窄（图5-9B）。左心室造影示左心室扩大，心尖处巨大室壁瘤，收缩期呈矛盾运动，射血分数约37%（图5-9C）。再次复查床旁超声提示室壁瘤较前有所增大，M型超声前后径58mm，室壁明显变薄，厚度约3mm（图5-9D）。随后行IVUS检查提示前降支内螺旋状内膜剥离伴大小不一的假腔血肿形成（图5-9E，图5-9F）。结合患者造影及血管内超声检查结果诊断为冠状动脉自发夹层、急性广泛前壁心肌梗死、室壁瘤形成。因患者室壁瘤极为薄弱，破裂风险较大，建议加强药物治疗，择期行冠状动脉旁路移植术及室壁瘤切除术[36]。

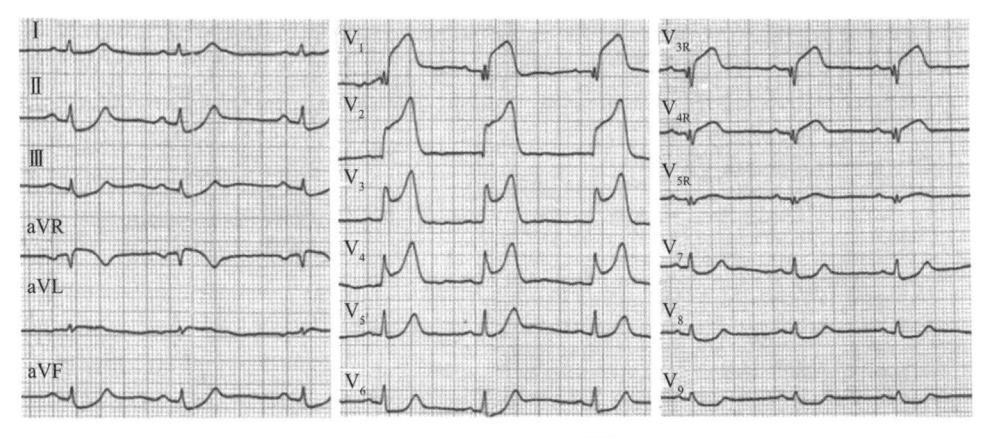

图 5-8 心电图检查[36]

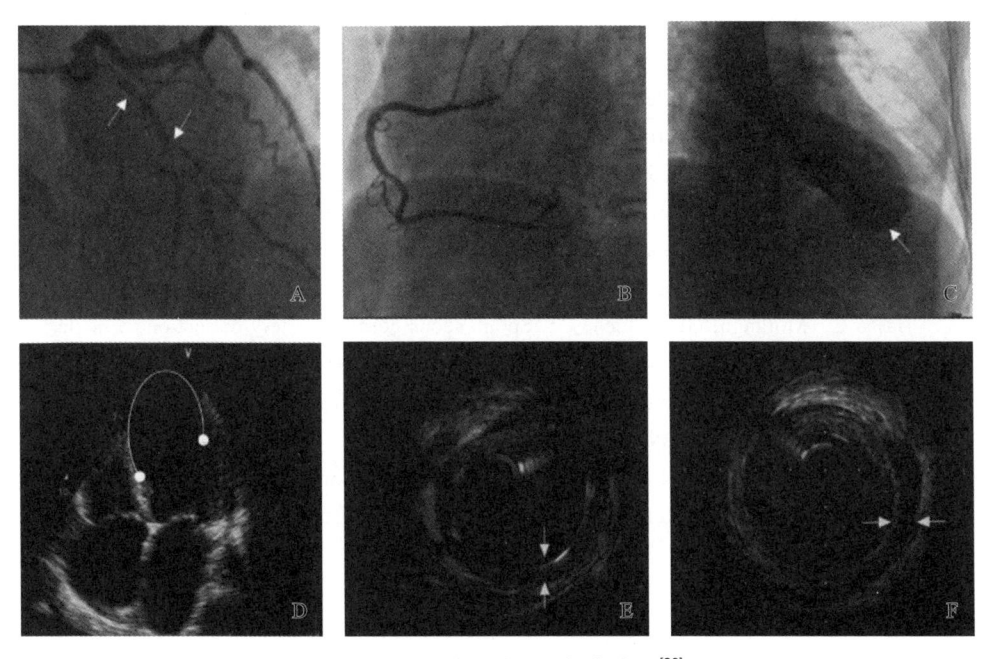

图 5-9 冠状动脉造影及超声检查[36]

主要参考文献

[1] Mortensen KH, Thuesen L, Kristensen IB, et al. Spontaneous coronary artery dissection: a western denmark heart registry study. Catheter Cardiovasc Interv, 2009, 74: 710.

[2] Nishiguchi T, Tanaka A, Ozaki Y, et al. Prevalence of spontaneous coronary artery dissection in patients with acute coronary syndrome. Eur Heart J Acute Cardiovasc Care, 2016, 5: 263.

[3] Saw J, Aymong E, Mancini GB, et al. Nonatherosclerotic coronary artery disease in young women. Can J Cardiol, 2014, 30: 814.

[4] Saw J, Aymong E, Sedlak T, et al. TCT-9 Spontaneous coronary artery dissection: association with predisposing arteriopathies and precipitating stressors and cardiovascular outcomes. Circ Cardiovasc Interv, 2014, 7: 645.

[5] Tweet MS, Hayes SN, Pitta SR, et al. Clinical features, management, and prognosis of spontaneous coronary artery dissection. Circulation, 2012, 126: 579.

[6] Alfonso F, Paulo M, Lennie V, et al. Spontaneous coronary artery dissection: long-term follow-up of a large series of patients prospectively managed with a "conservative" therapeutic strategy. JACC Cardiovasc Interv, 2012, 5: 1062.

[7] Alfonso F. Spontaneous coronary artery dissection: new insights from the tip of the iceberg? Circulation, 2012, 126: 667.

[8] Alfonso F, Bastante T. Spontaneous coronary artery dissection: novel diagnostic insights from large series of patients. Circ Cardiovasc Interv, 2014, 7: 638.

[9] Isner JM, Donaldson RF, Fortin AH, et al. Attenuation of the media of coronary arteries in advanced atherosclerosis. Am J Cardiol, 1986, 58: 937.

[10] Saw J, Mancini GB, Humphries K, et al. Angiographic appearance of spontaneous coronary artery dissection with intramural hematoma proven on intracoronary imaging. Catheter Cardiovasc Interv, 2016, 87: E54.

[11] Alfonso F, Paulo M, Gonzalo N, et al. Diagnosis of spontaneous coronary artery dissection by optical coherence tomography. J Am Coll Cardiol, 2012, 59: 1073.

[12] Basso C, Morgagni GL, Thiene G. Spontaneous coronary artery dissection: a neglected cause of acute myocardial ischaemia and sudden death. Heart, 1996, 75: 451.

[13] Vijayaraghavan R, Verma S, Gupta N, et al. Pregnancy-related spontaneous coronary artery dissection. Circulation, 2014, 130: 1915.

[14] Eleid MF, Guddeti RR, Tweet MS, et al. Coronary artery tortuosity in spontaneous coronary artery dissection: angiographic characteristics and clinical implications. Circ Cardiovasc Interv, 2014, 7: 656.

[15] Saw J, Bezerra H, Gornik HL, et al. Angiographic and intracoronary manifestations of coronary fibromuscular dysplasia. Circulation, 2016, 133: 1548.

[16] Saw J, Mancini GB, Humphries KH. Contemporary review on spontaneous coronary artery dissection. J Am Coll Cardiol, 2016, 68: 297.

[17] Saw J, Ricci D, Starovoytov A, et al. Spontaneous coronary artery dissection: prevalence of predisposing conditions including fibromuscular dysplasia in a tertiary center cohort. JACC Cardiovasc Interv, 2013, 6: 44.

[18] Saw J, Poulter R, Fung A, et al. Spontaneous coronary artery dissection in patients with fibromuscular dysplasia: a case series. Circ Cardiovasc Interv, 2012, 5: 134.

[19] Michelis KC, Olin JW, Kadian-Dodov D, et al. Coronary artery manifestations of fibromuscular dysplasia. J Am Coll Cardiol, 2014, 64: 1033.

[20] Judge DP, Dietz HC. Marfan's syndrome. Lancet, 2005, 366: 1965.

[21] Adès LC, Waltham RD, Chiodo AA, et al. Myocardial infarction resulting from coronary artery dissection in an adolescent with Ehlers-Danlos syndrome type IV due to a type III collagen mutation. Br Heart J, 1995, 74: 112.

[22] Lempereur M, Gin K, Saw J. Multivessel spontaneous coronary artery dissection mimicking atherosclerosis. JACC Cardiovasc Interv, 2014, 7: e87.

[23] DeMaio SJ Jr, Kinsella SH, Silverman ME. Clinical course and long-term prognosis of spontaneous coronary artery dissection. Am J Cardiol, 1989, 64: 471.

[24] Saw J. Coronary angiogram classification of spontaneous coronary artery dissection. Catheter Cardiovasc Interv, 2014, 84: 1115.

[25] Jorgensen MB, Aharonian V, Mansukhani P, et al. Spontaneous coronary dissection: a cluster of cases with this rare finding. Am Heart J, 1994, 127: 1382.

[26] Roth A, Elkayam U. Acute myocardial infarction associated with pregnancy. Ann Intern Med, 1996, 125: 751.

[27] Saw J. Coronary angiogram classification of spontaneous coronary artery dissection. Catheter Cardiovasc Interv, 2014, 84: 1115.

[28] Tweet MS, Eleid MF, Best PJ, et al. Spontaneous coronary artery dissection: revascularization versus conservative therapy. Circ Cardiovasc Interv, 2014, 7: 777.

[29] Higgins GL, Borofsky JS, Irish CB, et al. Spontaneous peripartum coronary artery dissection presentation and outcome. J Am Board Fam Med, 2013, 26: 82.

[30] Vrints CJ. Spontaneous coronary artery dissection. Heart, 2010, 96: 801.

[31] Saw J. Spontaneous coronary artery dissection. Can J Cardiol, 2013, 29: 1027.

[32] Chou AY, Prakash R, Rajala J, et al. The first dedicated cardiac rehabilitation program for patients with spontaneous coronary artery dissection: Description and initial results. Can J Cardiol, 2016, 32: 554.

[33] Saw J, Sedlak T, Ganesh SK, et al. Cardiology patient page. Spontaneous coronary artery dissection (SCAD). Circulation, 2015, 131: e3.

[34] Tweet MS, Gulati R, Hayes SN. What clinicians should know about spontaneous coronary artery dissection. Mayo Clin Proc, 2015, 90: 1125.

[35] 汪明慧, 江明宏, 李雪蛟, 等. 年轻女性自发冠状动脉夹层导致急性心肌梗死1例. 岭南心血管病杂志, 2014, 20 (06): 791-792.

[36] 孔令秋, 李享, 邹宗秀, 等. 老年女性冠状动脉自发夹层致心肌梗死1例. 中华高血压杂志, 2017, 25 (08): 795-797.

第6章

应激性心肌病引起的心肌梗死

一、概述

Takotsubo综合征（TTS），又称心碎综合征、心尖部球样变综合征、应激性心肌病等，是一类以急性胸闷、胸痛和（或）呼吸困难起病，伴有心电图ST-T动态演变、心肌损伤标志物升高、可逆性室壁运动障碍、常有心理或躯体应激为诱因的临床综合征。其病理基础为心肌顿抑，而非大范围的心肌坏死。在发病早期，其临床症状及心电图改变与急性冠状动脉综合征（ACS）十分相似。在临床上经常被误诊或漏诊。Takotsubo综合征最早于1990年由日本学者报道，第一例于1983年收治于广岛市医院。因患者于左心室收缩末期呈现一种特征性改变——心尖部球样扩张、基底部颈样缩窄，类似日本章鱼壶（Takotsubo），才因此得名。此后，此类病例在世界各国被相继报道并逐渐引起医学界的重视，对其发病机制、诊断、治疗和预后的研究也不断深入。

二、流行病学

美国住院人群的统计显示，TTS占总人群的0.02%[1]，占疑诊急性ST段抬高心肌梗死（STEAMI）患者的1%～3%[2,3]，仅就女性患者而言，此比例上升为5%～6%[4]。尽管各报道中比例有所差异，但总的趋势是TTS更高发于老年、绝经女性。Deshmukh等对美国6837例TTS患者的分析显示，女性患者占90%，年龄大于50岁者占90%。55岁以上女性罹患TTS的风险是55岁以下女性的5倍，是男性的10倍[1]。由美国和欧洲8个国家、25个中心加入的国际TTS注册数据库（International Takotsubo Registry）是目前最大的多中心TTS研究平台，其1750例患者的资料显示，TTS患者中89.8%为女性，平均年龄66.4岁，79.1%患者为大于50岁的女性[5]。与欧美的报道相比，亚洲人群男性的发病率略高。日本2011～2013年因TTS急诊入院4306例，平均年龄73.6岁，其中1.4%为男性[6]。源于日本的研究还表明，该疾病的发生与重大自然灾害有关，2004年日本中越大地震后1周内，TTS的发病数相当于过去10年的总和[7]。

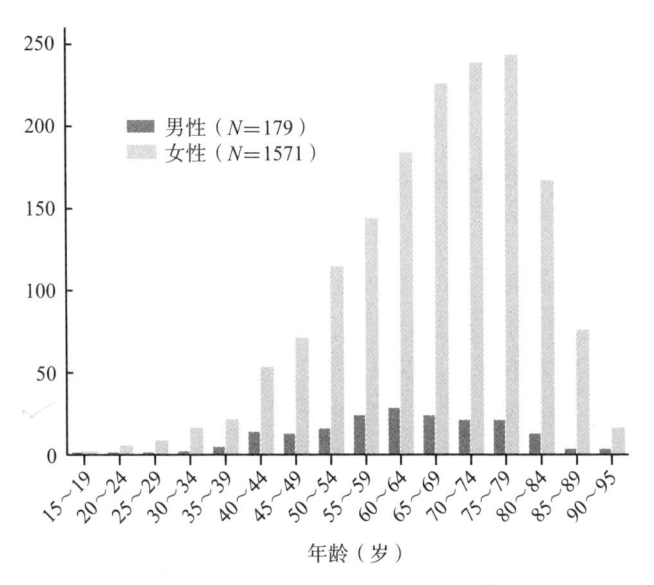

图6-1 TTS的年龄与性别分布[5]

情感刺激是TTS发病的一个重要诱因。早期报道的TTS均以情感应激引发，如亲人去世。日本中越大地震后，TTS发病骤增，充分体现了情感应激在TTS发病中的重要作用。随着更多病例的报道，人们认识到躯体应激也是TTS的一个重要诱发因素。其比重甚至超过以情感刺激诱发者。躯体应激和情感应激在欧美国家分别占43.8%和35.5%，其中7.8%兼有躯体和情感应激[5]。来自日本东京CCU网络数据库368例TTS患者的资料显示[8]，躯体应激和情感应激分别为35.6%和28.3%。进一步分析发现，TTS的诱发因素有显著性别差异，女性患者情感应激和躯体应激比例相当（31.3%和31.0%），而男性患者躯体疾病应激占50%，显著多于情感应激的19%。两个报道中无诱发因素的比例分别为28.5%和36.1%。女性患者无诱因比例高于男性。

情感应激包括因家人、朋友等去世所致悲痛；人际冲突如离异、分居；害怕或恐慌如抢劫、遭遇袭击、公众前演讲；生气如与家人争执；焦虑如患病、照顾小孩；遭遇财务或工作问题如失业、生意失利；自然灾害如地震或洪水等。情感应激并非总是负面情绪所致，有时，过于兴奋如中奖、面试成功、婚礼等也会成为TTS的诱因。

躯体应激包括过度体力消耗如农业劳作、运动；疾病如急性呼吸衰竭、胰腺炎、胆囊炎、气胸、外伤、脓毒血症、恶性肿瘤、雷击、溺水、体温过低、ACS也可能成为TTS的诱因。神经系统疾病如脑卒中、头部创伤、脑内出血等也是常见TTS诱因[9]。

三、发病机制

1. 交感神经激活　尽管TTS的确切机制尚未阐明，临床和基础研究的相当多证据支持交感神经激活在TTS发病中的中心作用。2005年，Wittstein发表了他们对19例TTS患者的系统性研究，这些患者发病前均有亲人去世或其他情绪应激。患者血浆儿茶酚胺水平为年龄性别相当的Killip Ⅲ级心肌梗死患者的2～3倍，为正常水平的7～34倍，因此提出TTS的发病为儿茶酚胺所致心肌顿抑。心肌顿抑的发生机制可能为儿茶酚胺介导的冠状动脉血管或微血管痉挛，以及儿茶酚胺直接导致的心肌损伤等机制[10]。对TTS急性期患者局部脑血流量的检测结果显示，海马、脑干、基底核区血流量增多，提示这些中枢区域的激活[11]，而前额皮层血流减少。这些区域是参与应激反应的基本结构。遭遇应激刺激后，新皮质与边缘系统产生复杂的整合，脑干去甲肾上腺素能神经元、交感神经肾上腺髓质回路激活，刺激儿茶酚胺的分泌。有学者在TTS患者心脏冠状窦区域也检测到去甲肾上腺素水平的升高，提示除了血浆儿茶酚胺水平外，心肌儿茶酚胺水平的升高也参与了TTS的发病[12]。儿茶酚胺在TTS发病中起关键作用的直接证据是9例患者因多巴胺超声心动图负荷试验或意外误注射肾上腺素或多巴胺而直接导致TTS，表现为TNI升高、心电图QT间期延长及心尖部、心室中部、心室基底部的气球样改变[13]。

2. 内皮功能障碍和雌激素缺乏　有资料表明，TTS患者中普遍存在内皮功能障碍[14]。情感应激可导致内皮依赖性舒张功能减弱，可用内皮素拮抗剂对抗[15]。内皮功能障碍与心外膜血管痉挛及微循环痉挛密切相关。TTS多发生于绝经期女性，可能与年龄及雌激素缺乏引起的内皮功能障碍有关。此外，TTS患者中合并心血管危险因素，如高血压、高脂血症、吸烟等的比例较高，均为内皮功能障碍的危险因素，也提示了内皮功能障碍与TTS发病的较高相关性。

3. 心外膜冠状动脉痉挛　交感神经激活可能引起心外膜血管的痉挛，可能是TTS的发病机制之一。内皮功能异常可能在其中起着重要作用。TTS患者心外膜血管痉挛的发生率各报道中差别很大。Dote等的报道中，4/5的患者在冠状动脉造影过程中有自发的冠状动脉痉挛或可诱发出冠状动脉痉挛[16]。Sato等报道，35例患者中23%发生心外膜冠状动脉痉挛，54%表现为弥漫性冠状动脉血管收缩[17]。Tsuchihashi的报道中，心外膜冠状动脉痉挛的比例与之类似，为21%，并且一些TTS患者冠状动脉内注射乙酰胆碱易发生血管痉挛[18]。

4. 微循环血管痉挛　小动脉（及其分支）和微动脉是冠状动脉循环阻力的主要决定因素并受神经系统调节。急性微循环功能异常可能是TTS发病的中心环节。对45例心尖部气球样改变TTS的造影结果显示，以TIMI血流分级标准，69%患者存在灌注异常[19]。存在灌注异常的患者肌钙蛋白水平高于无灌注异常者。ST段抬高和T波深倒置也更多见于灌注异常者。对12例患者分别在急性期和发病4周左右时使用无创超声检测左前降支的冠状动脉血流储备发现，冠状动脉血流储备在恢复期较急性期明显提高，伴随室壁运动异常的改善。提示急性期冠状动脉微循环功能异常与室壁运动异常的相关性[20]。其他几项超声无创检测的冠状动脉血流储备均发现急性期血流储备的下降[21]，提示微循环异常。

5. 儿茶酚胺对心肌细胞的直接毒性　过量儿茶酚胺通过cAMP介导的钙超载导致心肌活性的下降。以儿茶酚胺产生显著增多如嗜铬细胞瘤和蛛网膜下腔出血为诱因的TTS，心内膜活检显示与心肌梗死截然不同的特征性心肌损伤：心肌收缩带坏死。其以肌小节过度收缩、嗜伊红横带、组织间单核细胞炎性浸润等为特征[22]。Wittstein等对情感应激所致TTS的5例心内膜活检也观察到单核细胞浸润和收缩带，其中1例发生多发性收缩带坏死[10]。其他学者对TTS患者的心内膜活检中，也观察到儿茶酚胺毒性的证据，即区域性单核细胞浸润及特征性收缩带[23]。哺乳动物的心尖部位交感神经末梢分布最低而肾上腺素能受体密度最高[24]；因此，心尖部位对儿茶酚胺浓度增高最为敏感。心尖部气球样变为TTS最常见的类型。此外，儿茶酚胺可能因为使氧自由基产生增加而损伤心肌细胞结构和功能。高浓度的儿茶酚胺也可能因β_2-肾上腺素能受体从正性Gs通路转向负性Gi通路而产生负性肌力作用[24]。

6. 精神心理疾病　研究显示，TTS患者罹患精神心理疾病的比例较高。来自国际TTS注册1750例患者的资料中，42%患者有精神心理疾病的诊断，其中约50%为抑郁[5]。另外一项研究也显示，TTS患者中焦虑和抑郁的发生比例显著高于STEMI患者或健康对照[25]。罹患精神心理疾病的最高报道比例为78%[26]。并且，值得注意的是，抑郁患者往往对情感应激产生过于剧烈的交感激活[27]。综上，精神心理疾病可能是TTS的易患因素之一。

7. 遗传或基因易感性　情感或躯体疾病应激仅在少数人引起TTS。提示罹患TTS者具有易患倾向。一些家族聚集性TTS的报道（其中两个报道涉及母女，三个报道涉及姐妹）[9]提示了TTS可能具有遗传易感性。对于可能相关的基因如α_1、β_1/β_2肾上腺素能受体、雌激素受体基因多态性的研究因样本量小，未能取得一致结果。相关研究可能还需要大样本的、对表型和候选基因精细化的进一步研究。

四、临床表现

TTS的临床表现与ACS一致，主要表现为胸痛、呼吸困难，仅从症状和心电图表现很难鉴别。来自欧美国际TTS注册库1750例患者的资料显示，患者75.9%有胸痛表现，46.9%有呼吸困难。其他症状包括由于窦性心动过速或心律失常引起的心悸。严重病例，由于室性心律失常可能有晕厥或先兆晕厥，甚至发生心源性休克。来自日本[8]和新加坡[28]的资料中，胸痛的发生比例低于欧美，分别为48.6%和53.1%，呼吸困难分别为33.4%和45%。这种差别也与诱发因素比例的不同有关。以躯体疾病为诱发因素的TTS其胸痛的发生比例明显低于情感诱发或无明显诱发因素的患者，而更多表现基础疾病的症状，以及心悸、乏力、出汗、晕厥或近乎晕厥、心力衰竭甚至心源性休克。

五、辅助检查

1. 心电图　最常见表现为ST段抬高，以及随后的T波倒置、QT间期延长，在数天到数周内逐渐恢复正常。ST段改变的导联定位和范围与心肌损伤的解剖定位相关，Takotsubo综合征最常累及左心室中段和心尖段，因此，心电图ST段的抬高通常累及胸前导联、侧壁和心尖导联，与急性前壁STEMI非常相似。所不同的是，TTS患者ST段抬高以V2～V5、Ⅱ和aVR为主，而前壁心肌梗死以V1～V4、Ⅰ、aVL为主。胸前V1导联ST段抬高在TTS较不明显，而前壁STEMI时V1抬高明显。国际TTS注册库1750例TTS患者心电图表现ST段抬高者占43.7%，新加坡报道为66.3%，日本为73.9%。除ST段抬高外，逐渐进展的T波倒置十分常见。对于已过急性期的患者，其对诊断具有重要意义。日本报道中，70.7%TTS患者心电图表现为T波倒置。

TTS患者心电图也可表现为ST段压低，其比例远低于ACS。在国际TTS注册库1750例患者中，ST段压低发生率为8.3%，远低于年龄性别等相匹配的ACS组的31.1%。

QT间期延长为TTS另一个非常重要的心电图表现，约50% TTS患者合并QT间期延长，QT间期延长与心肌水肿相关，反映了心肌复极延迟和不均一，倾向于局灶再兴奋，导致室性心动过速或尖端扭转。QT间期延长是尖端扭转性室性心动过速的基础，与不良预后相关。此外，来自国际TTS注册库的资料显示，TTS患者90%以上表现为窦性心动过速，其比例远远高于ACS。

室性心律失常如尖端扭转性室性心动过速、室性心动过速和心室颤动发生率为3.0%～8.6%，是死亡的常见原因，常发生在亚急性期（入院2～4天）。大多数恶性心律失常与QTc＞500ms相关。

2. 心肌损伤标志物　TTS患者均有心肌损伤标志物的升高。入院时TTS患者肌钙蛋白升高程度可能与ACS患者相当，但其峰值远低于STEMI患者。一般肌酸激酶仅轻度升高。对于TTS患者而言，室壁运动异常累及的范围与心肌损伤标志物的升高程度显著不成比例，反映出其心肌病变的基础为大量心肌可逆性损伤（顿抑）而非坏死。

3.脑钠肽/氨基末端脑钠肽前体（BNP/NT-proBNP） TTS患者血BNP/NT-proBNP水平往往显著升高，常于24～48小时达峰值。反映了左心室功能的异常，之后逐渐下降，在几个月内恢复正常。来自国际TTS注册库的资料显示，TTS患者82.9%入院时BNP水平升高，这个比例远高于ACS患者。

4.心脏彩超 能准确检测左心室功能、室壁运动异常的区域、检测流出道压力阶差。并且心脏超声为无创检查，可进行动态观察，因此是TTS诊断和左心室恢复程度评估的最常用和重要的手段。与ACS患者相比，TTS患者更常表现为心功能不全。来自国际TTS数据库的资料显示，86.5%TTS患者入院时有LVEF的明显降低（40.7%±11.2%），而ACS患者LVEF降低仅占54.2%（51.5%±12.3%）。

依据室壁运动异常区域的分布，TTS可分为四种类型：最常见也是TTS的经典类型为心尖气球样变，中段至心尖部对称性运动减低或无运动。其他被报道的室壁运动异常累及的区域包括心室中部、心室基底段、局灶型。这些非典型类型的患者年龄更小，更常合并于神经系统疾病，左心室功能的损伤较小，更常见ST段压低。但是典型和非典型TTS的预后没有明显差别。来自国际TTS数据库的资料中，经典型病例占81.7%，心室中部型占14.6%，基底段型占2.2%，局灶型占1.5%。亚洲报道中，经典型TTS比例高于欧美，如来自新加坡98例TTS患者的资料中，经典型占89%，心室中部型占5.1%，基底段型和局灶型分别为3.1%和2.0%。来自东京CCU网络数据库368例患者的资料中，90.8%表现为心尖气球样变，8.2%合并流出道梗阻，5.2%有心包积液。

心尖部气球样变的TTS患者中，由于基底段运动增强，可能导致短暂性左心室流出道梗阻。一个报道中，其发生率为25%，且均有室间隔突出及二尖瓣前叶前向移动[29]。二尖瓣关闭不全见于14%～25%的TTS患者，其可由于二尖瓣前叶前向移动导致，也可由于显著的乳头肌功能不全引起[30]。

5.冠状动脉造影和左心室造影 对于TTS的诊断具有关键意义。TTS患者的心外膜冠状动脉常无阻塞性病变。然而，由于少数TTS患者已患有冠心病（欧美数据中约占15.3%），其冠状动脉血管可能存在阻塞性病变。此时，就需要认真对照病变血管的供血区域，以及心室造影室壁运动异常的部位。约20%的TTS患者存在左心室流出道梗阻，因此，行左心室造影过程中需要测定左心室流出道的压力阶差。

6.心脏磁共振 能够鉴别不同的心肌病变，如炎症、水肿、坏死或纤维化。对于Takotsubo综合征的诊断具有其独特的价值。其局限性是检测时间长，急性期患者不能耐受，一般在亚急性期进行。心脏磁共振能够准确判断室壁运动异常的区域，还能对左右心室大小、功能进行精确检测并发现如心包炎、心室血栓等并发症。TTS心脏磁共振诊断标准：典型的区域性室壁运动异常，且不存在不可逆性心肌组织损伤——可通过延迟钆强化（LGE）准确判断。钆对比剂延迟强化具有高度的组织特异性和良好的空间分辨力，能够准确识别梗死心肌或瘢痕组织。在对于单纯累及右心室的TTS的诊断，以及TTS与ACS或心肌炎的鉴别方面，心脏磁共振显著优于心脏彩超。ACS患者运动异常的室壁区域常存在与"罪犯"血管供血范围相一致的内膜下或透壁的延迟强化，而急性心肌炎时表现为散在的心外膜下的延迟强化。

7.冠状动脉CT成像　对于一些合并严重躯体疾病或高危出血的患者，如晚期肿瘤、颅内出血，存在冠状动脉造影禁忌证的患者，可考虑行冠状动脉CT成像明确。其他适合行冠状动脉CTA检查的情况：既往有TTS病史，考虑复发性TTS；稳定且考虑ACS可能性很低的患者；严重躯体疾病如脓毒血症、颅内疾病（如蛛网膜下腔出血、缺血性卒中）等。

六、诊断

无创性检查对于TTS的诊断意义依然有限，冠状动脉及左心室造影仍是确诊TTS的金标准。目前国际上最广泛应用的TTS诊断标准是2008年修订的梅奥医疗中心诊断标准：一过性左心室室壁运动异常，其范围超出单一心外膜冠状动脉的供血范围；冠状动脉造影未见血管堵塞，亦无提示急性斑块破裂的征象；新出现的心电图异常或肌钙蛋白水平升高；除外嗜铬细胞瘤或心肌炎。但是，不断有学者报道嗜铬细胞瘤的高水平儿茶酚胺导致TTS[31,32]。并且，文献报道的TTS中10%~29%合并冠心病[33,34]。结合现有标准及新认识，TTS国际专家共识提出新的国际性TTS诊断标准：

1.一过性左心室功能异常（运动减低、运动消失或运动障碍），表现为心尖部气球样变或心室中部、基底或局灶型室壁运动异常，右心室有可能被累及。节段性室壁运动异常通常超出单一心外膜冠状动脉供血区域。然而，极少数情况下，如局灶型TTS，节段性室壁运动异常可能位于单一冠状动脉的供血区域。对于疑诊局灶型TTS的患者，建议行心脏磁共振检查以除外心肌炎，并帮助明确TTS的诊断。

2.在TTS症状出现之前，可能有情感和（或）躯体疾病的诱发因素，但也可能没有明显的诱因。

3.神经系统疾病（如蛛网膜下腔出血、卒中、短暂性缺血或癫痫发作）及嗜铬细胞瘤可能成为TTS的诱因。

4.新出现的心电图异常（ST段抬高、ST段压低、T波倒置、QTc延长）。但是，极少数情况下也可能无心电图异常。

5.大部分病例心肌损伤标志物（肌钙蛋白、肌酸激酶）水平适度升高，BNP水平常明显升高。

6. 已有冠状动脉疾病不能排除TTS，二者可以共存。

7. 除外感染性心肌炎。建议行心脏磁共振检查排除。

8. TTS最常累及绝经妇女。

七、治疗

目前尚无大规模临床研究为TTS的治疗提供循证医学证据。现有的治疗原则来源于临床经验或专家共识[35]。

由于发病早期TTS难以与ACS鉴别，其早期处理原则与ACS相一致，包括双联抗血小板、低分子肝素、必要时吗啡镇痛及吸氧等措施。患者需给予心电监护，长QT间期可能导致尖端扭转性室性心动过速。也需要监测缓慢性心律失常的可能。

急性期治疗的选择需认真评估患者病情，包括心室球样扩张的位置和类型，是否存在左心室流出道梗阻，是否合并QT间期延长，心功能状况，是否合并心律失常等。β受体阻滞剂、ACEI/ARB是最常使用的两类药物。由于TTS发病与儿茶酚胺活性增强相关，理论上β受体阻滞剂能够改善TTS。但临床研究未能观察到此益处。尤其对于心率不快，有QT间期延长的患者，为避免间歇依赖性尖端扭转性室性心动过速，β受体阻滞剂应慎用。而对于QTc＞500ms，应避免使用β受体阻滞剂。ACEI/ARB可能有助于左心室的恢复。需要注意的是，心尖部球样改变的患者，需谨慎评估有无左心室流出道梗阻，其发生率约为20%。可在猪尾导管行心室造影过程中回撤猪尾导管至升主动脉并记录压力，计算压力阶差。也可通过多普勒超声检测压力阶差。对于有压力阶差的患者，β受体阻滞剂可能有助于改善流出道梗阻，但需要注意患者的心功能状态，除外心功能不全。硝酸酯类药物和正性肌力药物均不能用于有流出道梗阻的患者。对于合并心力衰竭的患者，可应用ACEI/ARB。利尿剂和硝酸酯是治疗急性心力衰竭的有效药物，但有流出道梗阻时慎用。儿茶酚胺类药物可增加死亡率，应避免使用，对于需要正性肌力药物的患者，选择钙离子增敏剂左西孟旦相对安全。米力农也应避免使用。存在流出道梗阻时，建议适量补充血容量，同时密切监测心功能。对于合并心力衰竭的流出道梗阻患者，建议使用左心室辅助装置如Impella，不能使用IABP，不能使用可能延长QT间期的药物。TTS的心肌损伤以顿抑为主，一般为可逆性改变，因此无论对于缓慢性心律失常还是恶性室性心律失常，均不建议置入永久性起搏器或除颤复律器。

长期治疗：有研究显示，ACEI/ARB可改善一年生存率[5]。临床研究并未证明β受体阻滞剂能够改善生存率，并且，有1/3服用β受体阻滞剂的患者再发TTS。提示冠状动脉微循环中广泛存在的α受体可能在TTS的发病中发挥重要作用。焦虑和抑郁在TTS患者中发病率较高，心理康复可能对防止复发有益[36]。

TTS患者是否应该使用抗焦虑或抗抑郁药物尚存在争议。

八、预后

　　TTS的病理基础为心肌顿抑，曾经认为其一般表现为良性过程，随着报道病例的积累，发现TTS合并心源性休克和死亡的概率与ACS相似。由于急性期的血流动力学异常和心电不稳定，使1/5的患者住院期间可能发生不良事件。不良事件的相关预测因素：躯体疾病作为应激起因；急性神经或精神疾病；TNI高于参考值上限10倍以上；入院时LVEF＜45%；男性。并发症：心源性死亡；泵衰竭；持续性室性心动过速；心室颤动；高度房室传导阻滞。目前尚缺乏TTS长期随访资料。瑞典2009～2013年注册资料表明，TTS死亡率与冠心病患者相当[37]。纳入了美国和欧洲26个中心1750例患者的国际TTS注册中心的资料显示，以全部TTS患者人数与生存年数的乘积（人年）计算，TTS死亡率约为每人年5.6%，MACE发生率为每人年9.9%[5]。

九、典型病例

典型病例一

　　经典型Takotsubo综合征。

　　患者女性，47岁。主因"发作性胸骨后疼痛伴胸闷10小时余"入当地医院急诊科。10小时前与人发生剧烈争执后出现胸骨后疼痛，伴胸闷、心悸，无明显呼吸困难，无大汗、晕厥等不适，无肢体活动障碍及意识障碍。当地医院行心电图检查示Ⅱ、Ⅲ、aVF及胸前导联V1～V6 ST段抬高0.05～0.2mV（图6-2）。化验：TNI 1.54ng/ml。患者既往有高血压7年，最高160/100 mmHg，平时服用依那普利10mg qd，血压控制在100～110/60～70mmHg。有高脂血症病史。无药物、食物过敏史。无吸烟、饮酒史。脾气暴躁，易激惹。其母亲及一姐姐患高血压，近亲属中无冠心病、脑卒中等疾病患者。月经尚规律，生育一儿一女，均体健。

　　查体：T 36.2 ℃，P 81次/分，R 16次/分，BP 104/59mmHg；自主体位，神清合作，口唇无发绀，颈静脉无怒张，双肺呼吸音粗，可闻及少量湿啰音，心界不大，心率81次/分，律齐，无额外心音，各瓣膜区未闻及杂音。未闻及心包摩擦音。肝、脾肋缘下未触及，双下肢无水肿。实验室检查：血常规：白细胞9.01 g/L，NE 73.8%，HGB 141 g/L，PLT 202g/L。生化：ALT 16 U/L，AST 35 U/L，TBIL 11.3 μmol/L，DBIL 5.0 μmol/L，CREA 29 μmol/L，K$^+$ 3.7 mmol/L，Na$^+$ 136 mmol/L，TG 0.72 mmol/L，TC 3.56 mmol/L，LDL-C 2.15 mmol/L。凝血相

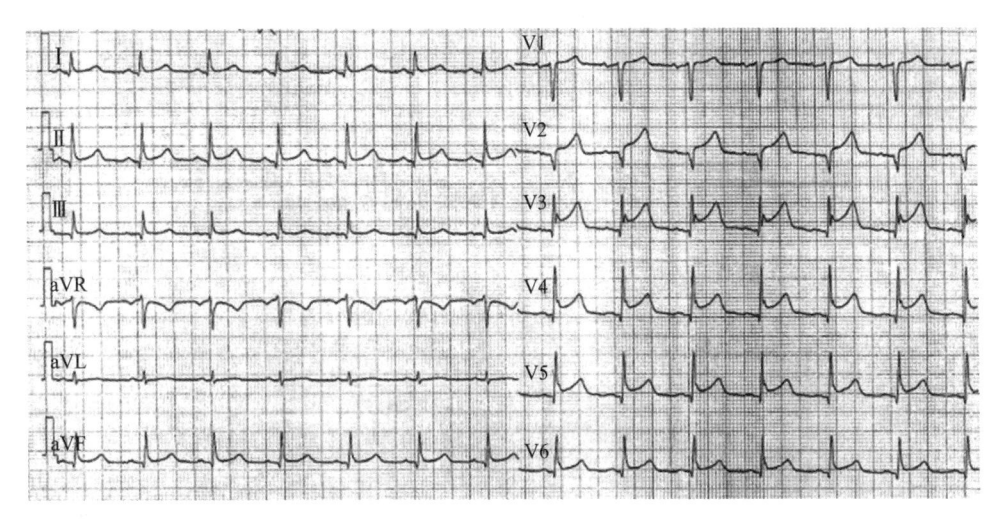

图6-2 心电图示 Ⅱ、Ⅲ、aVF 导联及胸前导联 V1～V6 ST 段抬高 0.05～0.2mV

关指标：PT 10.9s，INR 0.99，D-dimer 0.09mg/L。NT-proBNP 707 pg/ml。

入院诊断：急性冠脉综合征。

入院后行冠状动脉造影检查示 LAD、LCX 及 RCA 均未见明显狭窄（图6-3）。行左心室造影检查可见基底部收缩增强，而中部及心尖部无收缩，呈"章鱼篓"样改变（图6-4）。入院后监测心肌损伤标志物，第2天达峰值，TNI：2.45ng/ml，CK-MB：31U/L。入院第4天 TNI 降至 0.68 ng/ml。入院后第3天（6月9日）血压 85/57mmHg，给予多巴胺 4μg/（kg·min）泵入，维持血压在 90/60mmHg，6月10日停用。入院后第4天心脏超声：各心腔内径范围正常。左心室心尖部圆钝，向外膨出，运动及增厚率减低，LVEF 55%。发病后第8天心脏超声左心室心尖部稍圆钝，较10日明显改善，LVEF 70%。入院后给予阿司匹林、美托洛尔、瑞舒伐他汀、螺内酯、依那普利、低分子肝素等治疗。

出院诊断：Takotsubo 综合征。

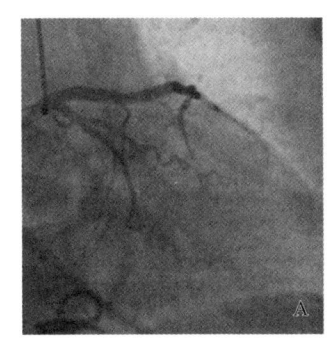

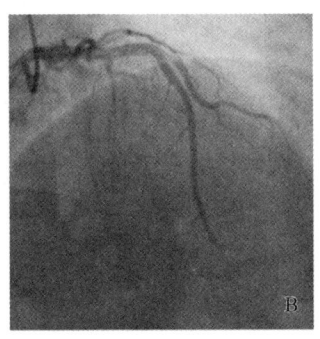

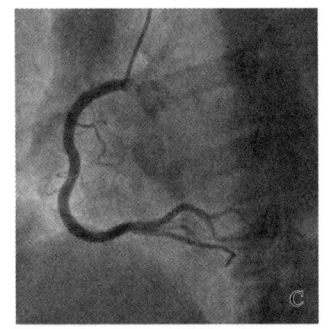

图6-3 造影检查

右足位（A）及右头位（B）显示 LAD 及 LCX 未见异常，右前斜位（C）显示 RCA 未见异常

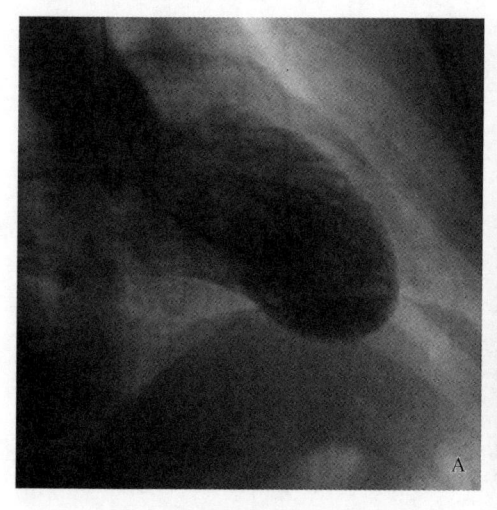

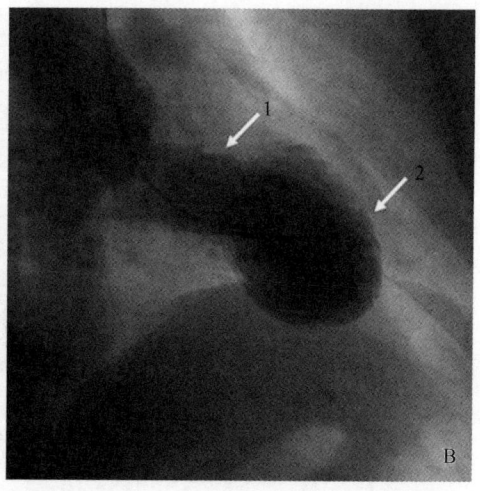

图6-4 左心室造影可见基底部收缩增强，而中部及心尖部无收缩，呈"章鱼篓"样改变

病例简析：该病例为经典型Takotsubo综合征病例。患者有明显情绪应激的诱因，之后发生与急性冠脉综合征一致的症状（胸骨后疼痛）和心电图改变。冠状动脉造影未见阻塞或斑块破裂、夹层等迹象，左心室造影呈心尖部球样、心底部颈样的"章鱼篓"样改变。TNI仅有轻度升高。并且室壁运动异常在发病第10日已显著改善。

典型病例二

心室中段受累型Takotsubo综合征[38]。

患者老年女性，77岁，因发作性心悸就诊。无胸痛、胸闷、呼吸困难等症状。既往有高血压、高脂血症、甲状腺功能减低病史。有吸烟史，已戒烟36年。无早发心血管病家族史。就诊时查体：BP 140/78mmHg，心率80次/分，心底部可闻及2级收缩期杂音。心电图为窦性心律，电轴不偏，偶发室性期前收缩。医嘱行心电图平板运动试验，患者于运动过程中出现呼吸困难和乏力，遂终止。运动时峰值心率达到141次/分，峰值血压218/90mmHg。试验终止后患者开始出现胸部紧缩感。心电图示Ⅰ、aVL、V5～V6导联ST段抬高，V1～V3 ST段压低（图6-5）。

入院诊断：急性侧壁心肌梗死。

入院后给予阿司匹林325mg嚼服、舌下含服硝酸甘油。冠状动脉造影结果示，除LAD近端狭窄40%外，其他血管未见明显异常。行IVUS示LAD最小管腔面积为5.2mm²，未见破裂斑块。行左心室造影结果示基底部收缩增强，心室中段收缩显著减弱或无收缩，心尖部收缩增强（图6-6）。

心脏超声：心室中部运动显著减弱，LVEF值：20%。TNI峰值：16.06ng/ml。

诊断：Takotsubo综合征，给予患者纠正心力衰竭等治疗。2天后复查超

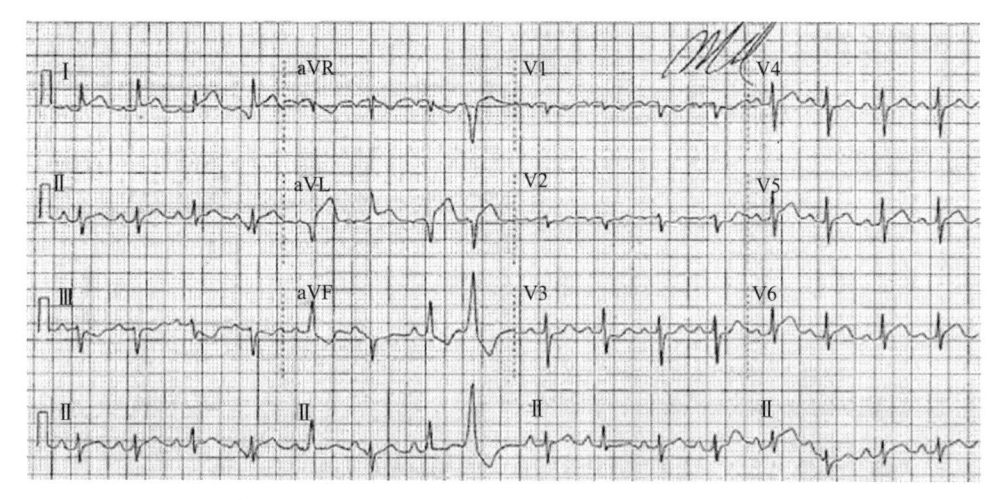

图6-5　心电图示Ⅰ、aVL、V5～V6导联ST段抬高，V1～V3 ST段压低

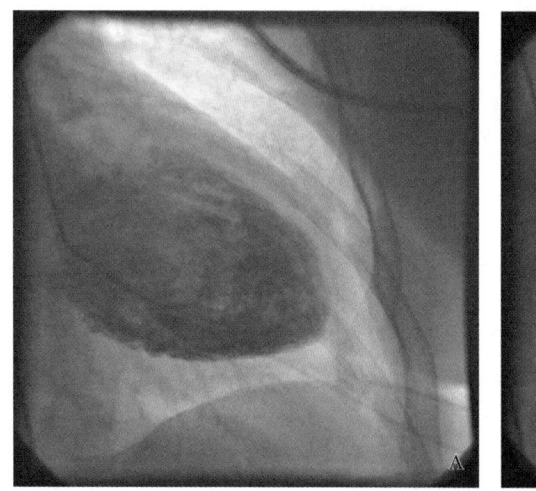

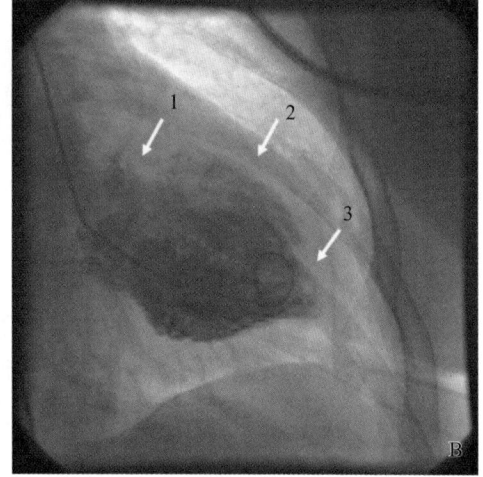

图6-6　心室造影检查

A.心室舒张期；B.心室收缩期，基底部收缩增强，心室中段收缩显著减弱或无收缩，心尖部收缩增强

声，LVEF值恢复至35%。2周后复查超声，室壁运动异常基本恢复，LVEF 45%～50%。

病例简析：心室中部受累型TTS较少见。该患者为老年女性，是TTS发生率最高的人群。患者因体力运动（平板运动试验）诱发TTS。表现为侧壁心肌梗死样心电图改变、TNI轻中度升高、心室中部气球样变、射血分数显著减低。冠状动脉造影及IVUS检查排除了冠状动脉病变引起的心肌损伤。整个心脏病理过程在2周后恢复近正常。

典型病例三

心室基底段受累型 Takotsubo 综合征[39]。

患者中年女性，45岁。有甲状腺功能减退、抑郁及慢性腹痛病史。入院前行腹部磁共振检查时对钆造影剂产生过敏并致过敏性休克。随即予以抗组胺药、肾上腺素及静脉输液治疗。患者随后出现胸痛。心电图检查未见明显异常。化验 TNI 升高（2.43 ng/ml）。经胸心脏超声检查示：LVEF 降低，35%。心室中部及基底部运动减低，心尖部运动增高（图6-7）。

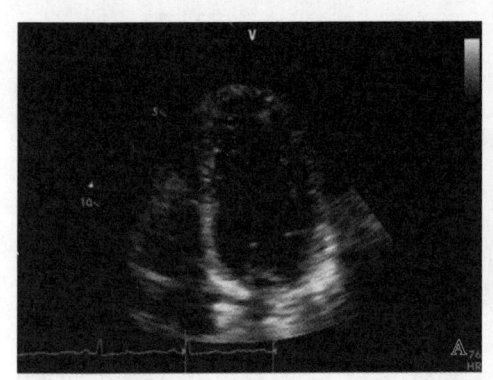

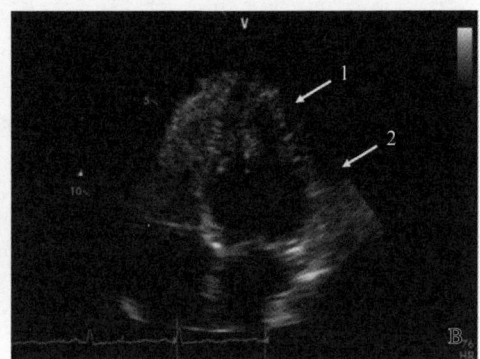

图6-7 超声心动图
A.心室舒张期；B.心室收缩期，箭头1心尖部收缩增强，箭头2心室基底段收缩显著减弱

入院诊断：Takotsubo 综合征，4天后复查心脏彩超已基本恢复正常。

病例简析：该患者发病诱因为过敏性休克及应用儿茶酚胺类药物。其主要表现为胸痛及 TNI 轻度升高。心室受累部位位于中部及基底段。4天后恢复正常。

主要参考文献

[1] Deshmukh A, Kumar G, Pant S, et al. Prevalence of Takotsubo cardiomyopathy in the United States. Am Heart J, 2012, 164: 66-71.

[2] Prasad A, Dangas G, Srinivasan M, et al. Incidence and angiographic characteristics of patients with apical ballooning syndrome (Takotsubo/stress cardiomyopathy) in the HORIZONS-AMI trial: an analysis from a multicenter, international study of ST-elevation myocardial infarction. Catheter Cardiovasc Interv, 2014, 83: 343-348.

[3] Bybee KA, Prasad A, Barsness GW, et al. Clinical characteristics and thrombolysis in myocardial infarction frame counts in women with transient left ventricular apical ballooning syndrome. Am J Cardiol, 2004, 94: 343-346.

[4] Redfors B, Vedad R, Angeras O, et al. Mortality in Takotsubo syndrome is similar to

mortality in myocardial infarction—a report from the swedeheart registry. Int J Cardiol, 2015, 185: 282-289.

[5] Templin C, Ghadri JR, Diekmann J, et al. Clinical features and outcomes of Takotsubo (Stress) cardiomyopathy. N Engl J Med, 2015, 373: 929-938.

[6] Isogai T, Matsui H, Tanaka H, et al. Seasonalvariation in patientcharacteristics and in-hospital outcomes of Takotsubo syndrome: a nationwideretrospectivecohortstudy in Japan. Heart Vessels, 2017, 32 (10): 1271-1276.

[7] Akashi YJ, Ishihara M. Takotsubo syndrome: Insights from Japan. Heart Fail Clin, 2016, 12 (4): 587-595.

[8] Murakami T, Yoshikawa T, Maekawa Y, et al. Gender differences in patients with Takotsubo cardiomyopathy: Multi-center registry from Tokyo CCU Network. PLoS One, 2015, 10 (8): e0136655.

[9] Ghadri JR, Wittstein IS, Prasad A, et al. International expert consensus document on takotsubo syndrome (Part I): clinical characteristics, diagnostic criteria, and pathophysiology. Eur Heart J, 2018, 39 (22): 2032-2046.

[10] WittsteinIS, Thiemann DR, Lima JA, et al. Neurohumoral features of myocardial stunning due to sudden emotional stress. N Engl J Med, 2005, 352: 539-548.

[11] Suzuki H, Matsumoto Y, Kaneta T, et al. Evidence for brain activation in patients with Takotsubo cardiomyopathy. Circ J, 2014, 78: 256-258.

[12] Kume T, Akasaka T, Kawamoto T, et al. Assessment of coronary microcirculation in patients with Takotsubo-like left ventricular dysfunction. Circ J, 2005, 69: 934-939.

[13] Abraham J, Mudd JO, Kapur NK, et al. Stress cardiomyopathy after intravenous administration of catecholamines and beta-receptor agonists. J Am CollCardiol, 2009, 53: 1320-1325.

[14] Pelliccia F, Kaski JC, Crea F, et al. Pathophysiology of Takotsubo Syndrome. Circulation, 2017, 135 (24): 2426-2441.

[15] Spieker LE, Hurlimann D, Ruschitzka F, et al. Mental stress induces prolonged endothelial dysfunction via endothelin-A receptors. Circulation, 2002, 105: 2817-2820.

[16] Dote K, Sato H, Tateishi H, et al. Myocardial stunning due to simultaneous multivessel coronary spasms: a review of 5 cases [in Japanese]. J Cardiol, 1991, 21: 203-214.

[17] Sato TH, Uchida T, Dote K, et al. Takotsubo-like left ventricular dysfunction due to multivessel coronary spasm. In: Kodama K, Haze K, Hori M, eds. Clinical Aspect of Myocardial Injury: From Ischemia to Heart Failure. Japan: Kagakuhyoronsha Publishing Co, 1990: 56-64.

[18] Tsuchihashi K, Ueshima K, Uchida T, et al. Angina Pectoris-Myocardial Infarction Investigations in Japan. Transient left ventricular apical ballooning without coronary artery stenosis: a novel heart syndrome mimicking acute myocardial infarction: Angina Pectoris-Myocardial Infarction Investigations in Japan. J Am CollCardiol, 2001, 38: 11-18.

[19] Elesber A, Lerman A, Bybee KA, et al. Myocardial perfusion in apical ballooning syndrome correlate of myocardial injury. Am Heart J, 2006, 152: 469. e9-469. 13.

[20] Meimoun P, Malaquin D, Sayah S, et al. The coronary flow reserve is transiently impaired in Tako-Tsubo cardio myopathy: a prospective study using serial Doppler transthoracic echocardiography. J Am Soc Echocardiogr, 2008, 21: 72-77.

[21] Rigo F, Sicari R, Citro R, et al. Diffuse, marked, reversible impairment in coronary microcirculation in stress cardiomyopathy: a Doppler transthoracic echo study. Ann Med, 2009, 41: 462-470.

[22] Basso C, Thiene G. The pathophysiology of myocardial reperfusion: a pathologist's perspective. Heart, 2006, 92: 1559-1562.

[23] Nef HM, Möllmann H, Kostin S, et al. Tako-Tsubo cardiomyopathy: intraindividual structural analysis in the acute phase and after functional recovery. Eur Heart J, 2007, 28: 2456-2464.

[24] Paur H, Wright PT, Sikkel MB, et al. High levels of circulating epinephrine trigger apical cardiodepression in a β_2-adrenergic receptor/Gi-dependent manner: a new model of Takotsubo cardiomyopathy. Circulation, 2012, 126: 697-706.

[25] Summers MR, Lennon RJ, Prasad A. Pre-morbid psychiatric and cardiovascular diseases in apical ballooning syndrome (Takotsubo/stress-induced cardiomyopathy): potential predisposing factors? J Am Coll Cardiol, 2010, 55: 700-701.

[26] Delmas C, Lairez O, Mulin E, et al. Anxiodepressive disorders and chronic psychological stress are associated with Tako-Tsubo cardiomyopathy-new physiopathological hypothesis. Circ J, 2013, 77: 175-180.

[27] Mausbach BT, Dimsdale JE, Ziegler MG, et al. Depressive symptoms predict norepinephrine response to a psychological stressor task in Alzheimer's caregivers. Psychosom Med, 2005, 67: 638-642.

[28] Kow K, Watson TJ, Foo D, et al. Clinical characteristics and outcomes of South-East Asian patients with Takotsubo (stress-induced) cardiomyopathy. Int J Cardiol Heart Vasc, 2018, 21: 29-31.

[29] El Mahmoud R, Mansencal N, Pilliere R, et al. Prevalence and characteristics of left ventricular outflow tract obstruction in Tako-Tsubo syndrome. Am Heart J, 2008, 156: 543-548.

[30] Lyon AR, Bossone E, Schneider B, et al. Current state of knowledge on Takotsubo syndrome: a Position Statement from the Taskforce on Takotsubo Syndrome of the Heart Failure Association of the European Society of Cardiology. Eur J Heart Fail, 2016, 18: 8-27.

[31] Sharkey SW, McAllister N, Dassenko D, et al. Evidence that high catecholamine levels produced by pheochromocytoma may be responsible for Tako-Tsubo cardiomyopathy. Am J Cardiol, 2015, 115(11): 1615-1618.

[32] Santoro F, Ieva R, Spennati G, et al. Tako-Tsubo cardiomyopathy in a teen girl with pheochromocytoma. Int J Cardiol, 2012, 160(3): e48-49.

[33] Winchester DE, Ragosta M, Taylor AM. Concurrence of angiographic coronary artery disease in patients with apical ballooning syndrome (Tako-Tsubo cardiomyopathy). Catheter CardiovascInterv, 2008, 72: 612-616.

[34] Kurisu S, Inoue I, Kawagoe T, et al. Prevalence of incidental coronary artery disease in Tako-Tsubo cardiomyopathy. Coron Artery Dis, 2009, 20: 214-218.

[35] Ghadri JR, Wittstein IS, Prasad A, et al. International expert consensus document on Takotsubo syndrome (Part II): Diagnostic workup, outcome, and management. Eur Heart J, 2018, 39 (22): 2047-2062.

[36] Mayer KN, Ghadri JR, Jaguszewski M, et al. Takotsubo syndrome—a close connection to the brain: a prospective study investigating neuropsychiatric traits. IJC Metab Endocr, 2016, 12: 36-41.

[37] Tornvall P, Collste O, Ehrenborg E, et al. A case-control study of risk markers and mortality in Takotsubo stress cardiomyopathy. J Am Coll Cardiol, 2016, 67: 1931-1936.

[38] Cantor G, Teressa G. Mid-Left Ventricular Ballooning Variant Takotsubo Syndrome Induced by Treadmill Exercise Stress Testing. Case Rep Cardiol, 2018, 2018: 5282747.

[39] Manzanal A, Ruiz L, Madrazo J, et al. Inverted Takotsubo cardiomyopathy and the fundamental diagnostic role of echocardiography. Tex Heart Inst J, 2013, 40 (1): 56-59.

第7章

心肌炎引起的心肌梗死

一、概述

根据国际疾病分类诊断编码，心肌炎的发病率为22/100 000，2013年全球约新发150万例心肌炎[1]。

心肌炎是一种心肌炎症性疾病，通过心内膜心肌活检并按照已制定的组织学、免疫学和免疫组织化学标准进行诊断[2]。该病可以呈急性、亚急性和慢性三种形式。心肌受累可为局灶性也可为弥漫性。有症状患者的心脏表现往往为急性心力衰竭（heart failure，HF），但也可能出现类似于急性心肌梗死或快速性心律失常（包括猝死）或高度心脏传导阻滞的表现。如果心外膜受累，则心包炎可能引发胸膜炎性胸痛和心包积液。

心肌炎是指病原微生物感染或物理化学因素引起的以心肌细胞坏死和间质炎性细胞浸润为主要表现的心肌炎症性疾病。炎症可累及心肌细胞、间质及血管成分、心瓣膜、心包，最后可导致整个心脏结构损害。心肌炎可由多种病因引起，包括多种感染性和非感染性疾病（表7-1）。在感染性病因中，推测病毒是最常见的病原体，但细菌、真菌、原虫和蠕虫也可引起心肌炎[3]。而心肌活检也同样证实，心肌炎最常见的病因是病毒感染，这是由心内膜活检中病原体DNA/RNA的PCR测定确定的。腺病毒、细小病毒B19（PVB19）、人疱疹病毒6和柯萨奇病毒被认为是病毒性心肌炎最常见的病原体。研究表明，心肌炎的临床表现与感染的病毒类型有关[4]。Mahrholdt等[4]在一组87例经组织病理学诊断为心肌炎的患者中证实，其中在82例心肌炎患者中发现了病毒基因组，另5例心肌炎患者经组织病理学检查未发现感染源。上述82例心肌炎患者中有49例检测出PVB19感染，16例HHV6感染，另有15例合并PVB19/HHV6感染，柯萨奇B病毒和EB病毒各有1例。在其研究中，PVB19感染的患者表现与心肌梗死类似，相反，HHV6心肌炎患者，尤其是HHV6/PVB19心肌炎患者表现为新发心力衰竭，且常进展为慢性心力衰竭。

心肌炎引起的心肌梗死是MINOCA的一个亚型。MINOCA是心肌梗死的一种，在所有临床诊断为心肌梗死的患者中发病率为1%～12%[5]。最近Collste等[6]提出心肌炎患病率为7%～8%，而心肌炎引起的心肌梗死患病率为12%～30%[7,8]。心肌炎引起的心肌梗死主要是指心肌炎症引起了心肌梗死样表现（如胸痛、心电图ST段抬高等），但冠状动脉造影结果正常或接近正常。

表7-1 心肌炎主要病因[3]

病因	举 例
病毒	腺病毒、虫霉病毒、柯萨奇B组病毒、巨细胞病毒、登革热病毒、艾柯病毒、EB病毒、乙肝及丙肝病毒、HIV、甲型流感和乙型流感病毒、腮腺炎病毒、细小病毒、脊髓灰质炎病毒、风疹病毒、麻疹病毒、牛痘病毒、水痘病毒、天花病毒、黄热病等
细菌	巴尔通体菌、布氏杆菌、支原体、衣原体、梭菌、白喉、淋球菌、嗜血杆菌、军团菌、脑膜炎球菌、肺炎球菌、鹦鹉热、沙门菌、葡萄球菌、链球菌、破伤风、结核杆菌等
螺旋体	钩端螺旋体、莱姆病、回归热、梅毒等
真菌	放线菌属、曲霉菌属、酵母菌属、念珠菌属、球孢子菌属、隐球菌属、组织胞浆菌属、毛霉菌属、诺卡菌属、孢子丝菌属等
立克次体	Q热、落基山斑疹热、斑疹伤寒等
原虫	阿米巴、南美锥虫病、利什曼原虫、疟疾、非洲锥虫病、弓形虫病等
蠕虫	蛔虫、包虫、丝虫、肺吸虫、血吸虫、类圆线虫、旋毛虫等
心脏毒素	酒精、蒽环类药物、三氧化二砷、一氧化碳、儿茶酚胺、可卡因、环磷酰胺、重金属（铜、铅、铁等）、二甲麦角新碱等
超敏反应	抗生素（青霉素、头孢菌素、磺胺类）、氯氮平、噻嗪类、多巴酚丁胺、昆虫咬伤（蜜蜂、黄蜂、蜘蛛、蝎子）、锂、甲基多巴、蛇咬伤、破伤风毒素等
系统性疾病	乳糜泻、胶原血管病、肉芽肿病、嗜酸性粒细胞增多症、炎症性疾病（克罗恩病、溃疡性结肠炎）、川崎病、结节病、甲状腺功能亢进症等
辐射	射线、放疗等

二、临床表现及相关发病机制

心肌炎的临床表现差异很大，一般胸痛是大多数患者就诊的主要原因，其次还有疲劳/不适、呼吸困难、水肿、心律失常、心源性休克和猝死等（表7-2）。目前尚无确定急性或亚急性/慢性心肌炎主诉症状的人群流行病学的研究，部分原因是缺乏安全且敏感的无创确诊检查。临床表现不同反映了疾病组织学严重程度、病因及就诊时疾病阶段不同。心肌炎症可能呈局灶性或弥漫性，可累及任一或所有心腔。严重的弥漫性心肌炎可导致急性扩张型心肌病。慢性心肌炎的组织学表现通常较轻。许多心肌炎病例呈亚临床状态或表现为非特异性征象，很可能未被发现。例如，据报道，接种牛痘疫苗后，肌钙蛋白升高的发生率是 1/200，而临床上疑似心肌炎的发生率约为 1/5500[9]。基础感染和疾病的全身表现可能掩盖轻微的心脏症状和体征。例如，在病毒性心肌炎的早期阶段，患者可能有发热、肌痛和肌肉压痛。在美国心肌炎治疗试验中，89%的受试者自述具有符合病毒感染前驱症状的综合征[10]。

表 7-2　心肌炎临床表现[2]

胸痛
过度疲劳或运动不耐受
原因不明的窦性心动过速
第三心音，第四心音或重叠奔马律
不正常心电图
不正常超声心动图
胸片上新的心脏增大
房性或室性心律失常
部分或完全心脏传导阻滞，新发束支传导阻滞
新发或恶化的心力衰竭
急性心包炎
心源性休克
心源性猝死
呼吸窘迫/急促
肝大

Mahrholdt 等[4]的研究发现，PVB19 感染的患者常有急性心肌梗死的表现，即在无冠状动脉疾病的情况下出现急性心肌梗死的症状。研究表明，这些心肌炎患者早期就诊的主要原因是严重的胸痛，且大多数病灶位于左下外侧壁心外膜下，一般在几个月内可恢复。所有 PVB19 患者均有此表现，与其他报道一致，证明 PVB19 心肌炎发病过程与急性心肌梗死类似[11,12]。相反，HHV6 心肌炎初发临床症状变化较多，50% HHV6 心肌炎患者出现心力衰竭症状。有趣的是，大多数诊断为 PVB19/HHV6 心肌炎的患者表现为亚急性心力衰竭（15 例中有 11 例），常合并束支传导阻滞（15 例中有 8 例）和全身乏力。后两者常进展为慢性心力衰竭。

为什么 PVB19 心肌炎患者的主要表现为急性发作的严重胸痛？众所周知，嗜心肌病毒的细胞趋向性暗示了不同的致病原理。心肌细胞是肠病毒和腺病毒感染的靶细胞，并伴有病毒诱导的细胞溶解，而PVB19感染的是心肌血管内皮细胞，而非心肌细胞，从而引起内皮功能障碍，并诱导炎症细胞向心肌间质迁移，进而造成心肌微循环损伤和继发性心肌细胞坏死[13]。其他体外数据强烈提示，细小病毒B19感染可通过细小病毒衣壳蛋白VP1下调K^+通道，进而引起炎症性心肌病和内皮细胞功能障碍[14]。这种缺血和炎症的结合解释了胸痛的症状，以及梗死样心电图和肌钙蛋白水平升高。重要的是，心肌炎症和损伤可能仍然是局灶性的[15]，故LVEF没有弥漫性受损。

研究发现，PVB19心肌损伤的病灶位于左下外侧壁心外膜下。一种可能的发病机制是PVB19介导的内皮功能障碍和微血管疾病导致的心肌损伤发生在远端循环区域[16]，造成心肌区域灌注受损[17]。另一种解释可能是嗜心肌病毒，包括PVB19[18]，在最初的病毒血症后可引起多浆膜炎和心包炎。由于左外侧游离壁与心包直接接触，是PVB19传播和炎症的主要部位。这一假设也得到了动物研究的支持。动物研究表明，病毒性心包炎首先发生，其次是病毒性心肌炎[19]，以及在浆液分泌物中可发现高浓度病毒[20]。然而，如果此观点正确，则可以认为右心室游离壁也会受到影响，因为它与心包也有接触。Shirani等在尸检中证实了这一点。然而，在体内，延迟增强钆（LGE）主要在左心室可见，可能因为有限的空间分布率和化学位移。

除急性心肌梗死外，另一种临床表现形式为急性或亚急性心力衰竭，常伴有不适和束支传导阻滞。这些患者通常没有从最初的感染中恢复过来，最后由于持续性呼吸困难和周围水肿加重而就诊。这种表现在50% HHV6患者和大多数合并PVB19/HHV6患者中均可见。由于发病较晚，这些患者就诊时较梗死样症状患者晚。这一表现与文献[21]中描述的心肌炎常见发病表现相对应。

在此，有两个问题需要解答：首先，为什么HHV6心肌炎更容易导致心力衰竭？其次，为什么合并感染PVB19及HHV6的心肌炎没有梗死样表现。HHV6引起心肌损伤的机制还不完全清楚。有证据表明，自然杀伤细胞活动和病毒特异性免疫反应发挥了关键作用[22]。HHV6心肌炎中心力衰竭发生率较高的原因之一可能是HHV6以T细胞为靶点，从而阻碍了自身的清除，因此导致心室功能障碍[23]。HHV6除了主要感染T细胞外，也感染神经和心脏传导细胞[24]，此外，HHV6的一个重要特性是能够在初次感染后建立潜伏状态[25]。由于原发性感染发生在儿童早期，成年人群中HHV6心肌炎可能是再激活的结果。这一机制与其他疱疹病毒相似。一旦HHV6感染被重新激活，由于与心脏传导系统的存在有一定的联系，与之相关的主要心肌损伤可能发生在室间隔，但原因尚不清楚。然而，这可以解释为什么这些患者经常出现束支传导阻滞。HHV6感染的T细胞引起的免疫反应的改变也可以解释为什么心力衰竭在合并感染中发生得更快。因为第二种病毒的清除也可能受损。这一假设可以进一步帮助我们理解合并感染中缺乏心梗样症状,因为HHV6存在时PVB19对内皮功能的影响可能不同。

三、辅助检查

(一)血液检查

急性期心肌炎患者常有急性期反应物升高,但这一表现常无特异性。例如,一项纳入386例LVEF保留的急性心肌炎患者的研究显示,99%的患者有红细胞沉降率和(或)C反应蛋白升高[25]。但是在随访期间,无论患者有无不良心脏事件,这些急性期反应物的水平相近。由于很多疾病均可出现急性期反应物升高,所以这一表现对诊断心肌炎的临床效用有限。在Jordan的一篇文章中提到,PVB19可破坏红细胞前体细胞,因此网织红细胞将锐减或检测不到,这是PVB19感染者的标志性实验室结果(图7-1)。患者也可存在其他血液系统异常,包括血红蛋白浓度降低、白细胞减少和(或)血小板减少。嗜酸性心肌炎患者中,全血细胞计数和分类计数可发现嗜酸性粒细胞增多。心肌炎患者的血清心肌肌钙蛋白水平常升高,特别是症状持续时间不长(如小于1个月)的患者[25,26]。ESC关于急性心肌炎处理的声明推荐,采用血清肌钙蛋白水平辅助诊断心肌炎[27]。近年Tornvall等[28]的研究表明,年轻患者和高C反应蛋白与心肌炎有关,而男性、高脂血症、高肌钙蛋白比(>10)和低C反应蛋白组(≤10mg/L)均与梗死相关,其中高肌钙蛋白比和低C反应蛋白与梗死的相关性最强。[注:肌钙蛋白比是指血浆中肌钙蛋白(I/T)与正常值高限的比值。]

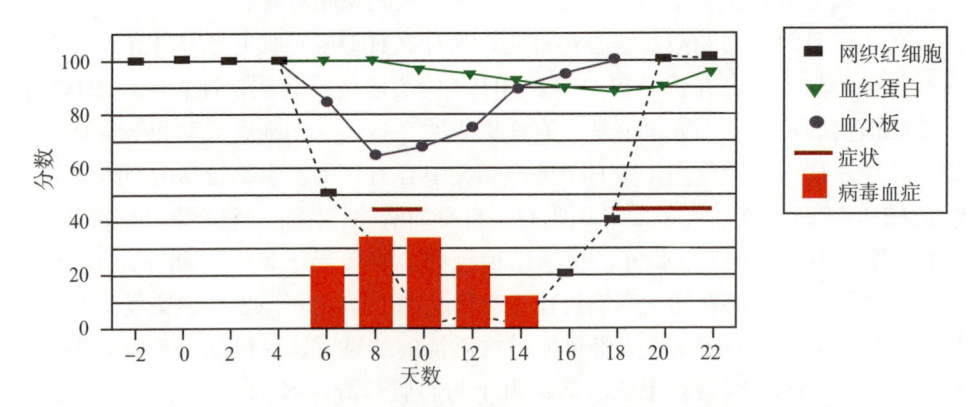

图7-1 PV B19感染正常宿主的临床过程和实验室异常的示意图[26]

在感染的病毒学阶段会出现短暂的网织红细胞减少和血红蛋白水平的轻微下降;血小板和白细胞(未显示)在此期间也会下降。一旦宿主在感染后10~14天开始启动免疫反应,病毒血症即消退,网织红细胞回升

（二）心电图

心肌炎患者心电图的改变有：ST段非特异性改变、单个房性或室性异位搏动、复杂室性心律失常（二联律或非持续性室性心动过速），或罕见情况下可见房性心动过速或心房颤动。某些心肌炎患者的心电图表现类似于急性心肌梗死[29,30]。与急性心肌梗死一样，心肌炎可能出现部分导联ST段抬高或Q波。疑似心肌梗死但冠状动脉造影正常的年轻患者，应怀疑心肌炎。一项纳入45例此类患者的研究中，35例（78%）患者心肌成像检查显示弥漫性或局灶性心肌炎[31]。81%的心肌炎患者在6个月时左心室功能完全恢复。

（三）X线检查

胸片显示的心脏大小可正常，也可增大，有可能伴有肺淤血和胸腔积液。部分患者有双心室扩大，无肺淤血，如右室衰竭、中度或重度三尖瓣关闭不全患者。但胸片识别心脏扩大和诊断心力衰竭的敏感性有限。

（四）超声心动图

超声心动图是检测疑似心肌炎（甚至亚临床心肌炎）患者心室功能受损的重要方法[32]，相关表现包括左心室扩大、左心室结构改变（如形状趋于球状）和室壁运动异常。收缩功能障碍一般为全心肌，但也可能表现为区域性或节段性。

（五）心脏磁共振成像（CMR）

在新的ESC心包疾病指南中，非侵入性CMR被推荐为心肌受累（心肌炎）的一级推荐[33]。CMR一般是评估左心室容积（LV）和LVEF的临床金标准。CMR检查能发现心肌炎的多种特征，包括炎症性充血和水肿、提示心肌细胞坏死和瘢痕形成的LGE、心室大小和结构变化、节段性和全室壁运动异常（包括量化LVEF），以及识别伴随的心包积液。CMR检查结果有助于证实心肌炎诊断，但其敏感性不一致，有时间依赖性，而且所发现的异常是非特异性的。

所有CMR的方案相似，包括电影图像、T_2加权水肿序列和钆造影剂注射后延迟增强。左心室容积和LVEF由CMR设备的相应软件测定。不同的研究对CMR图像的评价不尽相同，然而，为了区分心肌炎（心外膜下）和梗死（心内膜下），最终的CMR影像诊断主要基于LGE的心肌分布。慢性心室功能障碍和心室扩张的CMR最强预测因子是室间隔LGE的存在。

由Friedrich教授等起草并发表在JACC上的磁共振诊断心肌炎白皮书中指出，对临床疑似心肌炎患者采用CMR的以下Lake Louise标准（Lake Louise Criteria, LLC）来诊断心肌炎[34]。至少满足以下2项标准时，认为CMR发现符合心肌炎。

（1）T_2加权像有心肌水肿表现，伴节段性或全面性心肌信号增强。

（2）T_1加权像早期钆增强（提示充血和毛细血管渗漏），心肌与骨骼肌信号强度比增大。

（3）LGE是指注射钆增强剂后至少5分钟获得的反转恢复序列钆增强T_1加权像上，至少一个节段性分布的非缺血性局灶性病变，通常累及心外膜下或心肌中层，较少累及心内膜下[25,35]，常为多灶性，提示心肌炎心肌损伤或瘢痕形成的LGE一般不同于缺血性心肌病。缺血性心肌病时，LGE反映的是心肌梗死的分布，心肌梗死通常累及心内膜，并不同程度地延伸至中层心肌和心外膜。

如果上述标准不超过1个，但临床高度怀疑心肌炎，而初始CMR检查是在症状发生后不久进行的，则应在1～2周后复查CMR。

一项研究采用心肌活检作为参考标准，评估了使用LLC时CMR对疑似心肌炎患者的敏感性和特异性[36]。在70例于症状发生后14日内入院的患者中，LLC（满足上述3项标准中的2项）的特异性为81%，敏感性为71%。LLC在"梗死样"表现（包括肌钙蛋白水平升高、胸痛和ST段抬高）患者中的准确度最高，敏感性为86%，特异性为75%。在62例于症状开始后超过14日入院的患者中，LLC的敏感性和特异性较低，分别为63%和40%。

（六）心肌活检

心肌活检（endomyocardial biopsy，EMB）是诊断心肌炎的金标准，心肌活检可找出心肌炎潜在的原因。有心肌活检指征的患者，可根据心肌活检来确诊心肌炎，包括组织学（Dallas标准）和免疫组化标准。确诊心肌炎的患者，分子学检查（主要是PCR）不一定能检出病毒基因组。

1.组织学　心肌炎的心肌活检组织学检查会显示细胞浸润，通常为单核细胞浸润，有可能伴有心肌细胞损伤。心肌炎的具体组织学形式：嗜酸性、肉芽肿性和巨细胞性心肌炎。浸润严重程度具有差异性，常伴心肌细胞坏死和心肌细胞骨架解体（图7-2）。亚急性和慢性心肌炎是指间质纤维化取代心肌细胞，也可能存在心肌纤维肥大（图7-2）。

Dallas标准由一个心脏病理学专家小组制定，是美国心肌炎治疗试验的执行标准，目前大多数研究者将其用于界定该疾病[38]：活动性心肌炎定义为，"心肌炎症性浸润伴邻近心肌细胞坏死和（或）变性，没有冠状动脉疾病相关缺血性损伤的典型表现"。浸润细胞常为单核细胞，但也可能为中性粒细胞，偶尔为嗜酸性粒细胞（图7-3）。

"边界性心肌炎"用于炎症浸润非常少或未见心肌细胞损伤时。

然而，Dallas标准诊断心肌炎的准确度仍存在一些问题[39,40]。一项纳入38例病例的报道使用尸检作为金标准，发现心肌活检的敏感性和特异性分别约为60%

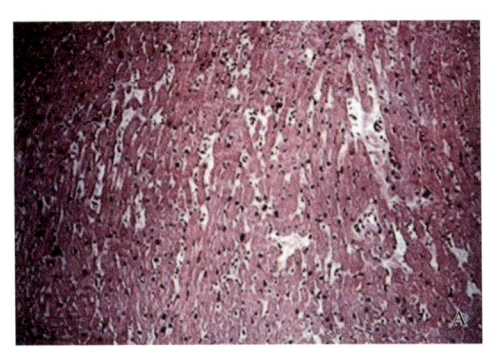

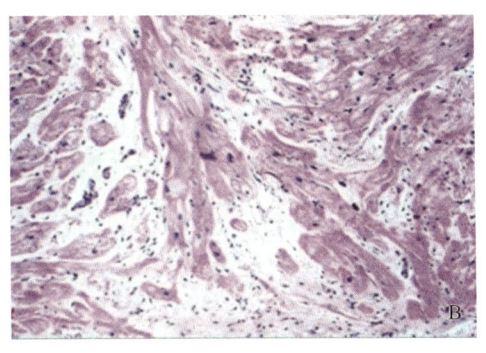

图7-2 正常心肌内膜及急性心肌炎后瘢痕形成的光镜检查[37]

A.正常心肌内膜活检；B.急性心肌炎一年后进行的心肌内膜活检，随着正常心肌结构的破坏，现在有相当多的纤维化

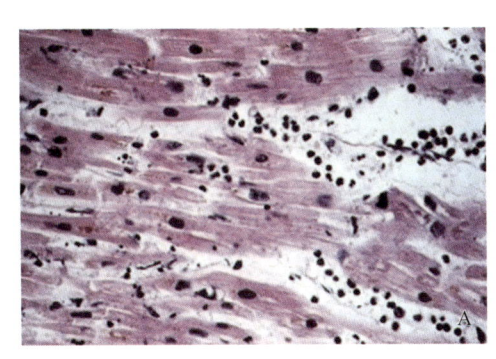

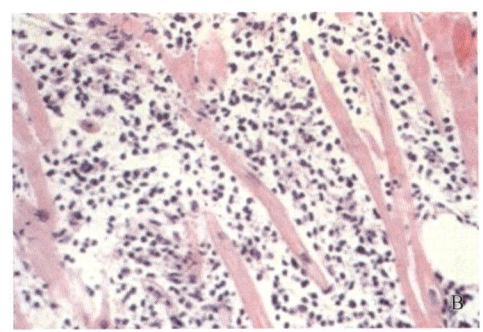

图7-3 不同类型心肌炎免疫组化图像

A.天花心肌炎，急性心肌炎合并天花的尸检标本显示肌纤维坏死和明显的单核细胞浸润；B.急性弥漫性心肌炎，右心室心肌内膜活检显示急性弥漫性心肌炎。高度单核细胞浸润伴明显的肌纤维坏死和丢失[38]

和80%[41]。Dallas标准敏感性低，部分原因可能是炎症浸润为局灶性且时间短暂[41]。上述纳入38例患者的尸检研究中，63%的患者右室活检阳性，55%左心室活检阳性，但上述两种活检样本的阳性率分别仅为17%和20%。比较CMR与组织学的一篇报道显示，最常见的局灶性受累部位是左心室游离壁心外膜表面，而大多数心肌活检取样来自室间隔右侧壁[15]。但考虑到左心室游离壁活检风险大，其临床适用性尚不确定。

2. PCR和免疫组化检查　可通过PCR检测病毒基因组以识别具体的病毒性病原体，但病毒基因组检测的临床价值仍不明确，特别是在缺乏心肌炎组织学标准时。2013年ESC[2]声明中的心肌炎"免疫组化标准"包括异常炎症浸润，定义为白细胞≥14个/mm^2，其中单核细胞最多可达4个/mm^2，同时CD3$^+$T淋巴细胞≥7个/mm^2。研究结果表明，PCR检出持续存在的病毒基因组与进行性左心室功能障碍有关，而病毒基因组清除时，左心室功能改善[42]。病毒基因组检测：采用蛋白酶-K消化后再用苯酚/氯仿同时提取病毒DNA和RNA。巢式PCR/反转录酶PCR检测肠病毒（包括柯萨奇B病毒和艾柯病毒）、PVB19、腺病毒、人巨细胞病毒、EB病毒和HHV6[43]。为了成功提取DNA和RNA，笔者从甘油醛-3-磷酸脱氢酶基因中选择了寡核苷酸序列。所有病毒扩增产物的特异性均经自动DNA测序证实。

（七）心导管术

一般情况下不需要冠状动脉造影，但临床表现不能与急性冠脉综合征相区分，冠状动脉疾病经内科治疗后仍限制日常生活或无创检查显示有缺血性心脏病高风险特征的患者仍需进行这一检查。

四、诊断

心肌活检（EMB）被认为是确认心肌炎临床诊断的金标准，但该检查的敏感性低。历来，心肌炎的组织病理学诊断是在标准光学显微镜下根据Dallas标准完成的，因对其标准解读仍存在主观性，而且尚未包括慢性改变。另外，该检查需行侵入性心导管术，故存在心脏穿孔的风险，特别是在年幼儿童和接受大量正性肌力药支持的患者中。因此，心脏MRI越来越多地用于疑似心肌炎患者诊断心肌炎。但目前心脏MRI和EMB并没有被普遍地用于确认心肌炎的临床诊断。因此，当行心导管术高风险或无法完成MRI检查时，可以根据临床表现做出诊断。

临床诊断：心肌炎的临床表现差异很大，所以要保持高度警惕。有以下新发临床表现时，应疑诊心肌炎：①心功能不全的症状和体征（表7-2）；②心脏生物标志物（如肌钙蛋白）升高；③心电图改变提示急性心肌损伤或心律失常；④超声心动图提示心功能不全而无基础的结构性心脏缺损。建议有上述表现的患者进一步接受可以确诊心肌炎的检查。但上述检查不一定在所有医疗中心都开展，需根据上述表现做出临床诊断。

若出现心脏生物标志物（如肌钙蛋白）升高、提示急性心肌损伤的心电图变化、心律失常，或者全面性/节段性左心室收缩功能异常，尤其是临床表现为新发且原因不明时，无论患者有无心脏体征和症状，都应怀疑心肌炎。患者如果出现急性心肌梗死临床症状及体征，尤其是无心血管危险因素或冠状动脉造影正常时，临床应高度怀疑心肌炎。疑似心肌炎患者的诊断性评估应包括以下内容。

（1）病史的采集和体格检查：评估心肌炎和心力衰竭的症状和体征（表7-2），以及评估可能病因。

（2）初始的实验室检查：包括心电图、红细胞沉降率、C反应蛋白、肌钙蛋白水平、BNP、胸片。

（3）心脏成像检查：①所有疑似心肌炎患者都应接受超声心动图检查，以评估节段性和全心室功能、瓣膜功能，心功能不全其他可能原因。②临床表现不能与急性冠脉综合征相区分、冠状动脉疾病经内科治疗后仍限制日常生活，或无创检查显示有缺血性心脏病高风险特征的患者，需行冠状动脉造影检查。③肌钙蛋白水平升高和（或）心室功能障碍但无明确原因（如缺血性心脏病）的疑似心肌炎患者，需行CMR。如果不能开展EMB，CMR通常可提供支持心肌炎诊断的证据。

（4）根据临床需要开展EMB：是否行EMB应取决于EMB结果对患者治疗产生显著影响的可能性。

心肌炎引起的心肌梗死是急性冠脉综合征样急性胸痛，但血管造影检查显示无冠状动脉疾病。常具有以下特点：①急性胸痛常在呼吸系统或消化道感染后1～4周出现，症状通常严重且反复发作。②心电图ST-T改变包括ST段抬高或压低，T波倒置。③超声心动图或CMR有可能检测到全面或节段性左心室和（或）右心室功能障碍。④肌钙蛋白T或I有可能升高。肌钙蛋白升高的时间进程可能与AMI相似，或者更长，持续数周或数月。

五、治疗

病毒性心肌炎患者应卧床休息，进食富含维生素及蛋白质的食物，心肌炎的治疗包括对不同类型心肌炎患者均适用的一般性措施，以及针对特定疾病的治疗。

1. 一般非特异性措施　包括心力衰竭的治疗（如利尿剂、ACEI/ARB、β受体阻滞剂等），纠正心律失常。所有确诊为心肌炎患者均接受心力衰竭治疗。在首次引入循环利尿剂来控制明显的心力衰竭后，患者通常开始使用ACEI，如果这些药物不能耐受，则使用血管紧张素Ⅱ受体阻滞剂。此外，β受体阻滞剂是在患者服用ACEI稳定后开始使用的。注意，中重度急性失代偿性心力衰竭患者应该减少或不给予β受体阻滞剂治疗。目前已证实，ACEI和β受体阻滞剂可一般性地减少收缩性心力衰竭患者的并发症和死亡，除此以外这些药物还可能给心肌炎患者带来特定的益处。所有药物均以低剂量开始，直至推荐耐受剂量。另外，虽然地高辛通常有益于改善收缩性心力衰竭患者的症状，但它用于心肌炎患者的有效性和安全性尚不确定。一项病毒性心肌炎小鼠模型研究显示，地高辛增加了死亡率[44]。鉴于地高辛对急性心肌炎的作用不确定，应避免在急性心肌炎患者使用该药[45]。

2. 机械循环支持和移植　对于最佳内科治疗难治的心力衰竭患者，可能的治疗方案包括机械循环支持和心脏移植。若心力衰竭顽固或内科治疗对心源性休克无效，应考虑使用心室辅助装置进行机械循环支持。有报告显示，一些暴发性心肌炎患者通过上述装置能够成功过渡到自发恢复。对于表现为难治性心肌病伴难治性心力衰竭的慢性心肌炎患者，应考虑心脏移植。

3. 运动　在心肌炎急性期，尤其是有发热、活动性全身感染或心力衰竭时，应该限制身体活动以减少心脏做功。动物模型研究已证实该推荐的有效性。柯萨奇病毒感染的鼠类研究显示，与对照组相比，运动增加了患鼠心脏内的病毒复制和心脏重量[46]。目前运动限制的最佳时长尚不确定。美国心脏协会/美国心脏病学会基金会关于运动参与的条件做出了科学声明，推荐心肌炎之后3～6个月不得参与竞技运动。在解除限制之前，患者应该接受症状限制性运动试验、Holter监测和超声心动图评估[47]，该推荐依据的是Maron BJ等专家发表在 Circulation 上的一份专家共识，而无随机对照研究支持。

4. 抗病毒治疗　虽然病毒感染是心肌炎最常见的病因，但抗病毒治疗对心肌炎的效果尚不明确。不推荐对心肌炎患者使用常规抗病毒治疗。

5. 特定疾病的治疗　柯萨奇病毒B3所致小鼠心肌炎的实验显示，使用利巴韦林或α干扰素进行抗病毒治疗可减轻心肌损伤严重程度和减少死亡[48]。然而，这种有益影响仅见于在病毒侵染前或侵染后不久即开始治疗的情况下。由于病毒性心肌炎患者通常没有在较早阶段就诊，上述结果不一定适用于人类。最近的一项研究表明，在以左室功能障碍为特征的肠病毒和腺病毒心肌炎中，β干扰素治疗获得的病毒清除效果似乎更有利于预后[49]。β干扰素治疗显著降低了心肌病毒载量，但部分患者仍持续存在病毒，特别是PVB19[50]。与安慰剂相比，β干扰素改善了24周时总体评估结果和12周时纽约心脏协会心功能分级，但未能改善24周时的心功能分级[51]。事实上，PVB19心肌炎尚无有效的治疗方案。

6. 免疫抑制治疗　初步研究表明，免疫抑制治疗可能有益于特定的慢性心肌炎患者，但尚未证明免疫抑制治疗对不明原因急性淋巴细胞性心肌炎有效。还需开展进一步研究来确定慢性心肌炎的有效疗法，以及确定通过心肌活检未见病毒基因组能否识别出免疫抑制治疗更可能带来改善的患者。清除最初的病原体后，内源性自身抗原可能诱发持续的心肌炎症，因此推测认为免疫抑制治疗可能对特定的心肌炎患者有效，该观点得到了一些实验的支持。然而，免疫抑制的效果因小鼠品系、病毒以及治疗方案和时机的不同而异。例如，吗替麦考酚酯可以抑制柯萨奇B组病毒感染性心肌炎的发生[52]。然而，糖皮质激素和环孢素均会加重鼠类急性病毒性心肌炎[53]。一篇纳入8项随机对照试验的系统评价发现，糖皮质激素不能降低病毒性心肌炎患者的死亡率，也不能改善其功能状态，但可改善射血分数[54]。虽然一些观察性临床研究表明，使用糖皮质激素、硫唑嘌呤或环孢素的联合免疫抑制治疗可带来临床改善[55]，但由于心肌炎的自身恢复率较高，所以很难评估此类治疗对心肌炎的真实疗效[56]。

六、预后

多数急性心肌炎患者可以获得部分或完全的临床康复。然而，一些患者可能发展为扩张性心肌症（DCM）。在一篇报告中，114例心肌炎或扩张型心肌病患儿接受了最长13年的随访。该队列中，经EMB确诊的急性和临界性心肌炎患者各有35例，这些患者都接受了传统治疗及环孢素加泼尼松治疗[57]。其余44例患者经EMB确诊为非炎症性扩张型心肌病，只接受常规治疗。70例确诊心肌炎的患者的1年生存率为96%，而非炎症性扩张型心肌病患者则为61%。心肌炎组的13年生存率为83%，不过接受13年随访的患者数量相当少（6/114）。急性心肌炎患者中，在发病后6个月行EMB发现，73%的患者的心肌炎在组织学上已完全缓解或几乎完全缓解，13年无移植生存率为97%，79%的存活者左心室功能正常。临界性心肌炎患者中，在发病后6个月行EMB发现，77%的患者的心肌炎在组织学上已完全缓解或几乎完全缓解，13年无移植生存率为70%，64%的存活者左心室功能正常。心功能未能完全恢复的患者有可能发展为扩张型心肌病。该研究的缺点在于没有纳入有暴发性心肌炎的临床征象的患者。急性暴发性心肌炎患者通常需要紧急的大量血流动力学支持，包括正性肌力药、机械通气，还可能需要暂时性机械循环支持，如ECMO、心室辅助装置（VAD）。然而，根据小型病例系列研究的数据，大部分患者似乎完全恢复。一项小型病例系列研究纳入了11例儿科患者，发现存活出院率为91%[58]。10例存活者在最后一次随访时心室功能完全恢复且无症状。另一项病例系列研究纳入了28例患者（中位年龄为1.2岁），13例患者心肌功能恢复，6例患者出现慢性心功能不全，6例患者进行了心脏移植，3例患者在出院前死亡[59]（包括1例患者在心脏移植后死亡）。

  Mahrholdt等的研究发现，PVB19心肌炎的临床病程大多为良性，虽然突然出现梗死样症状，但所有患者均有明显改善或完全恢复。这一发现有些令人惊讶，因为其他作者发现，PVB19并不能从近80%的患者[60]的心肌中清除，并与心脏死亡有关，尤其是那些病毒持续存在的患者。然而，在Kuhl的研究中PVB19患者LVEF正常，无心室扩张发生，这与HeikoMahrholdt等的研究是一致的。此外，PVB19心肌炎的病理生理学使其更有可能成为具有免疫功能的患者的良性临床过程，因为PVB19不直接感染心肌细胞，而是由于炎性细胞的迁移而导致继发性心肌损伤。

  相反HHV6相关性心肌炎的临床病程较差。在随访期间，只有约50%的患者好转。合并PVB19/HHV6心肌炎组，多数无明显改善。基于HHV6在初次感染后建立潜伏状态的事实[61]，每一个受感染的个体都永远受到随后病毒再激活的影响。因此，HHV6心肌炎也可能受到反应抑制，即使在再激活之前，病毒已从心肌中被暂时清除，与Kuhl等最近的发现一致[59]，即病毒的持久性与进行性心功能障碍有关。

  疫苗接种可以有效预防部分类型的病毒性心肌炎，但关于疫苗接种和其他类型的感染控制措施在预防其他类型心肌炎方面的作用，目前仍不清楚。由于发达国家广泛开展疫苗接种，所以继发于麻疹、风疹、腮腺炎、脊髓灰质炎和流行性感冒的心肌炎现已十分罕见。同样的，通过肉类检验识别旋毛虫病，几乎已经消除此感染。接种嗜心性病毒的疫苗也许能预防病毒性心肌炎，该方法已在鼠类模型中获得成功[62]。

七、典型病例

典型病例一　以急性ST段抬高型心肌梗死为表现的病毒性心肌炎[63]

患者男性，19岁，既往体健。主因鼻塞、流涕、咽痛、咳嗽7天，发热伴胸骨后疼痛3天，加重30小时来诊。患者7天前出现鼻塞、流涕、咽痛、咳嗽，自服"感冒药"后症状好转。3天前出现发热，体温最高38.2℃，伴胸骨后疼痛，并向左肩部、左臂内侧及肩胛区放射，持续30分钟到2小时不等。心电图提示"窦性心律，早期复极"。30小时前胸痛加重，难以忍受，部位、性质同前，持续不缓解，应用硝酸甘油10μg/min泵入，吗啡注射液3mg静脉注射，胸痛无缓解，收入院治疗。发病以来，精神可，睡眠饮食差，大小便正常。查体：BP 135/88mmHg，心率104次/分，体温36.3℃。自主体位，口唇无发绀，未见颈静脉怒张，双肺呼吸音清，未及干湿啰音。心律齐，各瓣膜听诊区未及病理性杂音，未及心包摩擦音。肝脾未触及。双下肢无水肿。心电图：相邻2个以上导联ST段弓背向下抬高（图7-4）。

实验室检查：肌钙蛋白T（cTnT），发病36小时为最高值：0.498ng/ml（参考值范围0～0.1ng/ml）；肌酸激酶同工酶（CK-MB），发病36小时为最高值：52U/L（参考值范围0～16U/L）；脑钠肽最高值：46.2pg/ml（参考值范围0～100pg/ml）；腺病毒IgM抗体阳性，抗核抗体谱阴性，抗链"O"<50.9U/ml（正常值0～200U/ml），类风湿因子<11.4U/ml（正常值0～15U/ml），抗角蛋白抗体阴

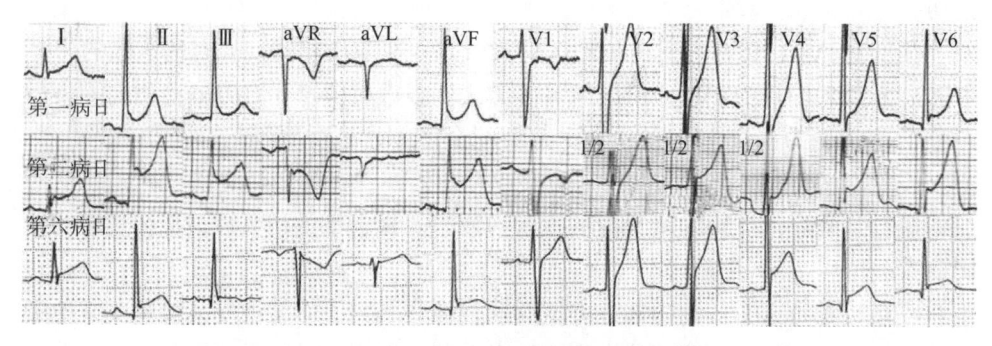

图7-4　病例一患者心电图动态变化[63]

性，抗环瓜氨酸肽抗体＜5RU/ml（正常值＜5RU/ml），C反应蛋白13.08mg/L（正常0～8mg/L）。急诊心脏超声：LV 44mm，LVEF 60%。入院后复查心脏超声无心包积液。

诊断：病毒性心肌炎。予奥司他韦抗病毒治疗，限制体力活动，补充维生素、辅酶Q10、曲美他嗪、极化液等改善心肌代谢，β受体阻滞剂、ACEI、醛固酮受体拮抗剂防止心肌重构。发病第4日，心率降至80次/分，血压稳定于110/60mmHg。2周后复查心脏超声：LV 50mm，LVEF 62%。随访3个月，心电图正常，心脏结构未见异常，预后良好。

病例分析：患者为反复胸痛发作，持续30分钟至2小时不等，患者为青年男性，心电图提示ST段抬高，被误诊为早复极；随病情进展，胸痛持续30小时不缓解，心电图较前有明显ST段抬高，心肌酶阳性。因患者拒绝急诊造影检查，不能除外急性ST段抬高型心肌梗死及急性心包炎。通过监测心肌酶及心电图动态演变，不符合冠状动脉痉挛及急性ST段抬高型心肌梗死特征。通过监测心脏超声及心包摩擦音，不符合急性心包炎诊断。患者1周前有病毒感染症状，心电图提示相邻导联ST段异常抬高，cTNT、CK-MB明显升高，腺病毒IgM抗体阳性，结合急性心肌炎诊断标准，故病毒性心肌炎诊断明确。经积极抗病毒及对症支持治疗后，患者症状好转，心电图恢复正常，预后良好。

典型病例二　以ST段抬高型心肌梗死的登革热心肌炎

患者男性，22岁。既往无心脏病危险因素。主因发热2天来诊。发热呈高热，且持续不退，伴畏寒、寒战、肌痛。病初，有非典型的钝性胸痛。临床检查提示心动过速，体温38.9℃。体格检查不明显。开始时，血常规和生化检查正常，血小板计数为$171×10^9$/L。外周血涂片和疟疾快速诊断试验阴性。胸片检查正常。心电图显示Ⅱ、Ⅲ、aVF及V3～V6导联ST段抬高（图7-5）。结合胸痛及心电图的特点，当地医院诊断ST段抬高型心肌梗死。并予替奈普酶溶栓治疗，辅以补液及退热治疗。然而，患者的病情出现恶化，表现为进行性呼吸困难和低血压。心电图未见心肌梗死的演变，但是ST段抬高持续存在。进一步的检查显示登革热病毒IgG和IgM抗体呈阳性。

为了进一步诊治转入笔者所在医院。入院时脉搏130次/分，血压80/56mmHg，呼吸频率24次/分。面色苍白，双足凹陷性水肿，四肢厥冷，无皮肤黏膜出血点。体格检查提示双下肺爆裂音及第3心音奔马律，腹部及神经检查正常。

实验室检查：血红蛋白9.9mg/dl，血细胞比容35%，血小板计数为$80×10^9$/L。cTnI为2705pg/ml（正常值＜14pg/ml），脑钠肽为258pg/ml（正常值＜125pg/ml）。生化检查正常。胸片显示心脏大小正常，左侧肋膈角变钝，双侧肺门突出，上叶静脉分流。心电图显示Ⅱ、Ⅲ、aVF及V3～V6导联持续ST段抬高，QTc为410ms。

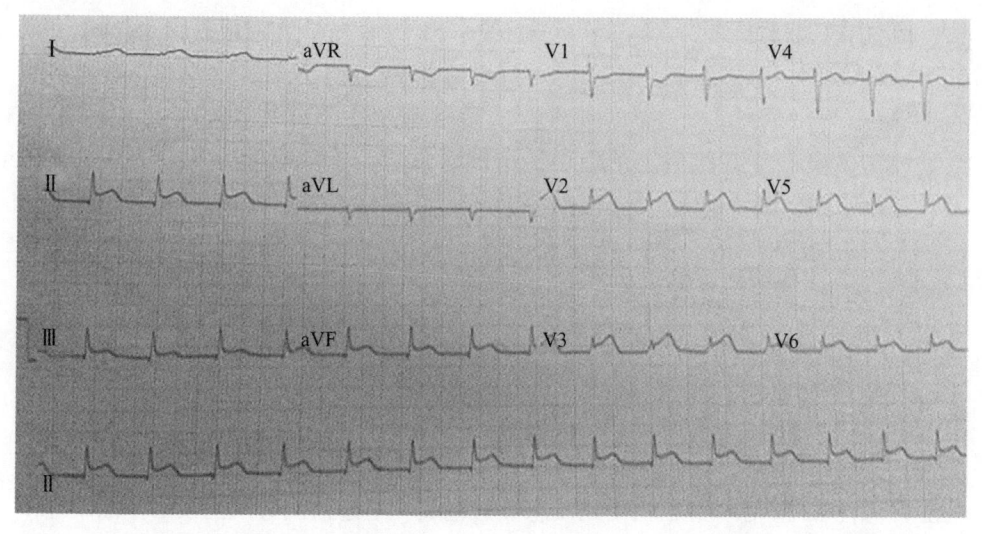

图7-5 病例二患者心电图表现（Ⅱ、Ⅲ、aVF、V3～V6导联ST段抬高）

超声心动图显示左心室射血分数明显降低25%（图7-6）。腹部超声提示轻度腹水，肝大小正常。其外周血涂片显示有毒颗粒为阴性。鉴于登革热病毒感染的背景，心电图改变和全心室壁运动异常结果，考虑登革热合并继发性心肌炎导致心力衰竭诊断明确。按照CVP数值指导静脉输液治疗，多巴酚丁胺输注，低剂量呋塞米输注，停止肝素及抗血小板药物治疗。第2天，患者血小板数量减少至$10×10^9$/L，予以血小板输注。第4日开始，患者血流动力学状态改善，血小板计数回升，所以对患者的肌力支持减少。开始予ACEI、β受体阻滞剂、利尿剂及醛固酮拮抗剂治疗。随着心功能的恢复，患者病情逐渐好转。2周后心电图恢复正常，左心室射血分数提升

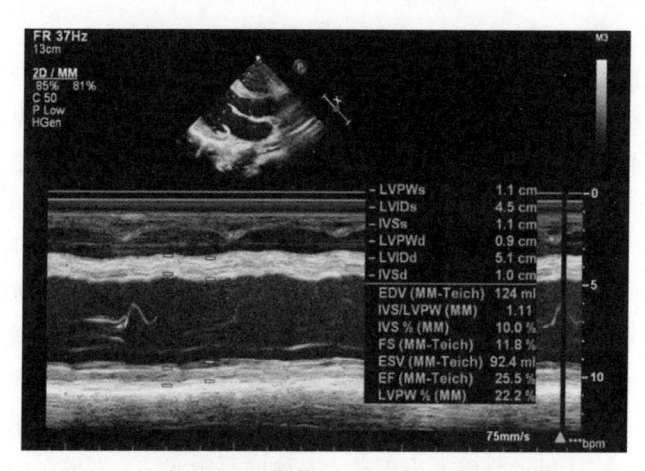

图7-6 病例二患者胸骨旁长轴位M型超声心动图
显示二尖瓣叶水平左室功能降低25%

至40%。冠状动脉造影显示正常冠状动脉，无阻塞性病变，证实诊断为心肌炎（图7-7）。随访6个月后，LVEF明显改善，恢复至50%（图7-8，图7-4）。

病例分析：登革热病毒的心脏表现已在文献中被广泛报道。登革热心肌炎类似于心肌梗死。患者心电图的变化可以提示任何血管区域的病变。超声心动图通常显示全心运动功能减低，伴有严重的左心室收缩功能障碍。超声心动图其他异常包括短暂的收缩期和舒张期功能障碍，房室瓣轻度反流，右心室或左心室扩张，在某些情况下左心室收缩功能障碍。在大多数研究中，左心室收缩功能障碍是轻微的。该病例有一个暴发性的病程，严重心肌炎导致心源性休克，心电图表

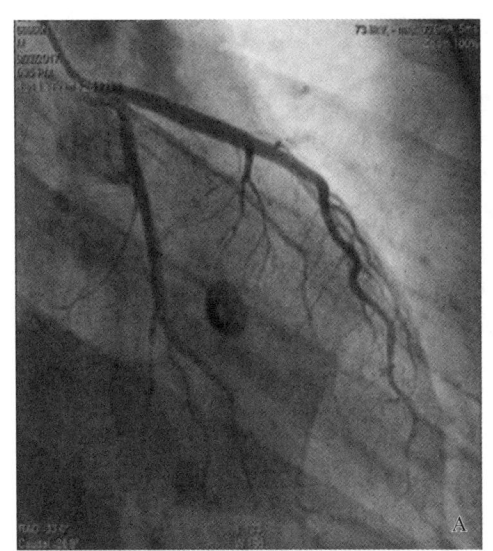

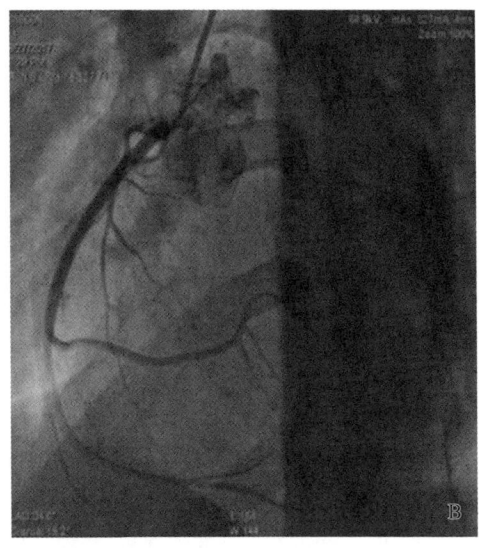

图7-7 病例二患者冠状动脉造影未见异常
A.左冠状动脉；B.右冠状动脉

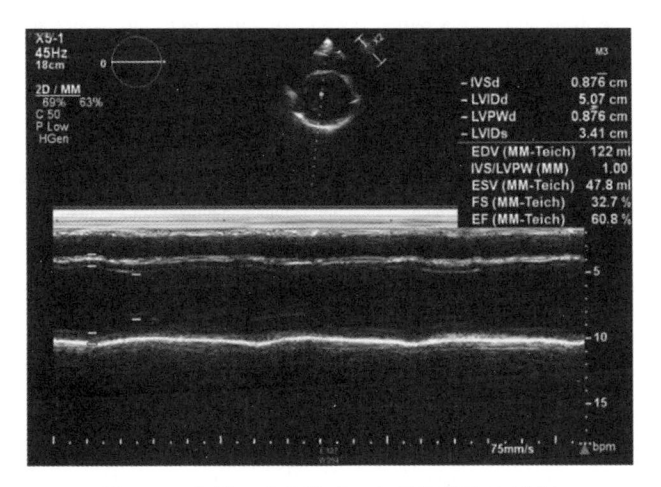

图7-8 病例二患者治疗6个月后超声心动图

现类似急性心肌梗死。所有有低血压的患者都应该做心电图检查。呈心肌梗死表现的心肌炎若按标准心肌梗死模式（抗血小板、抗凝和纤溶剂）治疗，可导致严重的出血并发症，在血小板减少的情况下更严重。因此，有必要记住，这种临床状态下心肌炎若没有进一步确诊要避免使用纤溶药物治疗。

主要参考文献

[1] Fitzmaurice C, Haagsma J, Laurie E, et al. Global, regional, and national incidence, prevalence, and years lived with disability for 301 acute and chronic diseases and injuries in 188 countries, 1990-2013: a systematic analysis for the Global Burden of Disease Study 2013. *Lancet*, 2015, 386: 743-800.

[2] Caforio AL, Pankuweit S, Arbustini E, et al. Current state of knowledge on aetiology, diagnosis, management, and therapy of myocarditis: a position statement of the European Society of Cardiology Working Group on Myocardial and Pericardial Diseases. *European heart journal*, 2013, 34: 2636-2648, 2648a-2648d.

[3] Cooper LT. Myocarditis. *The New England journal of medicine*, 2009, 360: 1526-1538.

[4] Mahrholdt H, Wagner A, Deluigi CC, et al. Presentation, patterns of myocardial damage, and clinical course of viral myocarditis. *Circulation*, 2006, 114: 1581-1590.

[5] Kardasz I, De Caterina R. Myocardial infarction with normal coronary arteries: a conundrum with multiple aetiologies and variable prognosis: an update. *Journal of internal medicine*, 2007, 261: 330-348.

[6] Collste O, Sörensson P, Frick M, et al. Myocardial infarction with normal coronary arteries is common and associated with normal findings on cardiovascular magnetic resonance imaging: results from the Stockholm Myocardial Infarction with Normal Coronaries study. *Journal of internal medicine*, 2013, 273: 189-196.

[7] Assomull RG, Lyne JC, Keenan N, et al. The role of cardiovascular magnetic resonance in patients presenting with chest pain, raised troponin, and unobstructed coronary arteries. *European heart journal*, 2007, 28: 1242-1249.

[8] Christiansen JP, Edwards C, Sinclair T, et al. Detection of myocardial scar by contrast-enhanced cardiac magnetic resonance imaging in patients with troponin-positive chest pain and minimal angiographic coronary artery disease. *The American journal of cardiology*, 2006, 97: 768-771.

[9] Engler RJ, Nelson MR, Collins LC Jr, et al. A prospective study of the incidence of myocarditis/pericarditis and new onset cardiac symptoms following smallpox and influenza vaccination. *PloS one*, 2015, 10: e0118283.

[10] Mason JW, O'Connell JB, Herskowitz A, et al. A clinical trial of immunosuppressive therapy for myocarditis. The Myocarditis Treatment Trial Investigators. *The New England journal of medicine*, 1995, 333: 269-275.

[11] Bültmann B, Klingel K, Sotlar K, et al. Fatal parvovirus B19-associated myocarditis

clinically mimicking ischemic heart disease: an endothelial cell-mediated disease. *Hum Pathol*, 2003, 34: 92-95.

［12］Kühl U, Pauschinger M, Bock T, et al. Parvovirus B19 infection mimicking acute myocardial infarction. *Circulation*, 2003, 108: 945-950.

［13］Kandolf R. Virus etiology of inflammatory cardiomyopathy. *Deutsche medizinische Wochenschrift*, 2004, 129: 2187-2192.

［14］Ahmed M, Elvira B, Almilaji A, et al. Down-regulation of inwardly rectifying Kir2. 1 K (+) channels by human parvovirus B19 capsid protein VP1. *Biochemical and biophysical research communications*, 2014, 450: 1396-1401.

［15］Mahrholdt H, *Goedecke C*, *Wagner A*, et al. Cardiovascular magnetic resonance assessment of human myocarditis: a comparison to histology and molecular pathology. *Circulation*, 2004, 109: 1250-1258.

［16］Kuhl U, Pauschinger M, Bock T, et al. Parvovirus B19 infection mimicking acute myocardial infarction. *Circulation*, 2003, 108: 945-950.

［17］Rochitte C E, Oliveira PF, Andrade JM, et al. Myocardial delayed enhancement by magnetic resonance imaging in patients with Chagas' disease: a marker of disease severity. *Journal of the American College of Cardiology*, 2005, 46: 1553-1558.

［18］Ray C G, Gall EP, Minnich LL, et al. Acute polyarthritis associated with active Epstein-Barr virus infection. *Jama*, 1982, 248: 2990-2993.

［19］Fairweather D, Frisancho-Kiss S, Yusung SA, et al. Interferon-gamma protects against chronic viral myocarditis by reducing mast cell degranulation, fibrosis, and the profibrotic cytokines transforming growth factor-beta 1, interleukin-1 beta, and interleukin-4 in the heart. *The American journal of pathology*, 2004, 165: 1883-1894.

［20］Lentini S, Klingel K, Skowasch D, et al. Epstein-Barr virus-associated pericarditis. *Deutsche medizinische Wochenschrift*, 2001, 126: 1043-1046.

［21］Lieberman EB, Hutchins GM, Herskowitz A, et al. Clinicopathologic description of myocarditis. *Journal of the American College of Cardiology*, 1991, 18: 1617-1626.

［22］Yoshikawa T, Ihira M, Suzuki K, et al. Fatal acute myocarditis in an infant with human herpesvirus 6 infection. *Journal of clinical pathology*, 2001, 54: 792-795.

［23］Prober C. Sixth disease and the ubiquity of human herpesviruses. *The New England journal of medicine*, 2005, 352: 753-755.

［24］De Bolle L, Van Loon J, De Clercq E, et al. Quantitative analysis of human herpesvirus 6 cell tropism. *Journal of medical virology*, 2005, 75: 76-85.

［25］Aquaro GD, Perfetti M, Camastra G, et al. Cardiac MR With Late Gadolinium Enhancement in Acute Myocarditis With Preserved Systolic Function: ITAMY Study. *Journal of the American College of Cardiology*, 2017, 70: 1977-1987.

［26］Smith S C, Ladenson JH, Mason J W, et al. Elevations of cardiac troponin I associated with myocarditis. Experimental and clinical correlates. *Circulation*, 1997, 95: 163-168.

［27］Bozkurt B, Colvin M, Cook J, et al. Current Diagnostic and Treatment Strategies for Specific Dilated Cardiomyopathies: A Scientific Statement From the American Heart

Association. *Circulation*, 2016, 134: e579-e646.

[28] Tornvall P, Gerbaud E, Behaghel A, et al. Myocarditis or "true" infarction by cardiac magnetic resonance in patients with a clinical diagnosis of myocardial infarction without obstructive coronary disease: A meta-analysis of individual patient data. *Atherosclerosis*, 2015, 241: 87-91.

[29] Angelini, A. et al. Myocarditis mimicking acute myocardial infarction: role of endomyocardial biopsy in the differential diagnosis. *Heart (British Cardiac Society)*, 2000, 84: 245-250.

[30] Wang K, Asinger RW, Marriott HJ. ST-segment elevation in conditions other than acute myocardial infarction. *The New England journal of medicine*, 2003, 349: 2128-2135.

[31] Sarda L, Colin P, Boccara F, et al. Myocarditis in patients with clinical presentation of myocardial infarction and normal coronary angiograms. *Journal of the American College of Cardiology*, 2001, 37, 786-792, .

[32] Nieminen MS, Heikkila J, Karjalainen J. Echocardiography in acute infectious myocarditis: relation to clinical and electrocardiographic findings. *The American journal of cardiology*, 1984, 53: 1331-1337.

[33] Adler Y, Charron P, Imazio M, et al. 2015 ESC Guidelines for the diagnosis and management of pericardial diseases: The Task Force for the Diagnosis and Management of Pericardial Diseases of the European Society of Cardiology (ESC) Endorsed by: The European Association for Cardio-Thoracic Surgery (EACTS). *European heart journal*, 2015, 36: 2921-2964.

[34] Friedrich MG, Sechtem U, Schulz-Menger J, et al. Cardiovascular magnetic resonance in myocarditis: A JACC White Paper. *Journal of the American College of Cardiology*, 2009, 53: 1475-1487.

[35] De Cobelli F, Pieroni M, Esposito A, et al. Delayed gadolinium-enhanced cardiac magnetic resonance in patients with chronic myocarditis presenting with heart failure or recurrent arrhythmias. *Journal of the American College of Cardiology*, 2006, 47: 1649-1654.

[36] Lurz P, Eitel I, Adam J, et al. Diagnostic performance of CMR imaging compared with EMB in patients with suspected myocarditis. *JACC Cardiovascular imaging*, 2012, 5: 513-524.

[37] Aretz HT, Billingham ME, Edwards WD, et al. Myocarditis. A histopathologic definition and classification. *The American journal of cardiovascular pathology*, 1987, 1: 3-14.

[38] Baughman KL. Diagnosis of myocarditis: death of Dallas criteria. *Circulation*, 2006, 113: 593-595.

[39] Wu LA, Lapeyre AC, Cooper LT. Current role of endomyocardial biopsy in the management of dilated cardiomyopathy and myocarditis. *Mayo Clinic proceedings*, 2001, 76: 1030-1038.

[40] Hauck AJ, Kearney DL, Edwards WD. Evaluation of postmortem endomyocardial biopsy specimens from 38 patients with lymphocytic myocarditis: implications for role of sampling error. *Mayo Clinic proceedings*, 1989, 64: 1235-1245.

[41] Kuhl U, Pauschinger M, Seeberg B, et al. Viral persistence in the myocardium is associated with progressive cardiac dysfunction. *Circulation*, 2005, 112: 1965-1970.

[42] Bultmann B D, Klingel K, Sotlar K, et al. Fatal parvovirus B19-associated myocarditis clinically mimicking ischemic heart disease: an endothelial cell-mediated disease. *Human pathology*, 2003, 34: 92-95.

[43] Matsumori A, Igata H, Ono K, et al. High doses of digitalis increase the myocardial production of proinflammatory cytokines and worsen myocardial injury in viral myocarditis: a possible mechanism of digitalis toxicity. *Japanese circulation journal*, 1999, 63: 934-940.

[44] Kindermann I, Barth C, Mahfoud F, et al. Update on myocarditis. *Journal of the American College of Cardiology*, 20112, 59: 779-792.

[45] Tilles JG, Elson SH, Shaka JA, et al. Effects of exercise on coxsackie A9 myocarditis in adult mice. *Proceedings of the Society for Experimental Biology and Medicine. Society for Experimental Biology and Medicine (New York, N. Y.)*, 1964, 117: 777-782.

[46] Maron B J, Udelson JE, Bonow RO, et al. Eligibility and Disqualification Recommendations for Competitive Athletes With Cardiovascular Abnormalities: Task Force 3: Hypertrophic Cardiomyopathy, Arrhythmogenic Right Ventricular Cardiomyopathy and Other Cardiomyopathies, and Myocarditis: A Scientific Statement From the American Heart Association and American College of Cardiology. *Circulation*, 2015, 132: e273-280.

[47] Kishimoto C, Crumpacker CS, Abelmann WH. Ribavirin treatment of murine coxsackievirus B3 myocarditis with analyses of lymphocyte subsets. *Journal of the American College of Cardiology*, 1988, 12: 1334-1341.

[48] Kuhl U, Lassner D, von Schlippenbach J, et al. Interferon-Beta improves survival in enterovirus-associated cardiomyopathy. *Journal of the American College of Cardiology*, 2012, 60: 1295-1296.

[49] Schultheiss HP, Piper C, Sowade O, et al. Betaferon in chronic viral cardiomyopathy (BICC) trial: Effects of interferon-beta treatment in patients with chronic viral cardiomyopathy. *Clinical research in cardiology: official journal of the German Cardiac Society*, 2016, 105: 763-773.

[50] Coletta AP, Clark AL, Cleland JG. Clinical trials update from the Heart Failure Society of America and the American Heart Association meetings in 2008: SADHART-CHF, COMPARE, MOMENTUM, thyroid hormone analogue study, HF-ACTION, I-PRESERVE, beta-interferon study, BACH, and ATHENA. *European journal of heart failure*, 2009, 11: 214-219.

[51] Padalko E, Verbeken E, Matthys P, et al. Mycophenolate mofetil inhibits the development of Coxsackie B3-virus-induced myocarditis in mice. *BMC microbiology*, 2003, 3: 25.

[52] Tomioka N, Kishimoto C, Matsumori A. Effects of prednisolone on acute viral myocarditis in mice. *Journal of the American College of Cardiology*, 1986, 7: 868-872.

[53] Chen H, Liu J, Yang M. Corticosteroids for viral myocarditis. *Cochrane Database Systematic Reviews*, 2006, (4): Cd004471.

[54] Mason JW, Billingham ME, Ricci DR. Treatment of acute inflammatory myocarditis

[54] assisted by endomyocardial biopsy. *The American journal of cardiology*, 1980, 45: 1037-1044.

[55] McNamara DM, Holubkov R, Starling RC, et al. Controlled trial of intravenous immune globulin in recent-onset dilated cardiomyopathy. *Circulation*, 2001, 103: 2254-2259.

[56] Gagliardi MG, Bevilacqua M, Bassano C, et al. Long term follow up of children with myocarditis treated by immunosuppression and of children with dilated cardiomyopathy. *Heart (British Cardiac Society)*, 2004, 90: 1167-1171.

[57] Amabile N, Fraisse A, Bouvenot J, et al. Outcome of acute fulminant myocarditis in children. *Heart (British Cardiac Society)*, 2006, 92: 1269-1273.

[58] Casadonte J R, Mazwi ML, Gambetta KE, et al. Risk Factors for Cardiac Arrest or Mechanical Circulatory Support in Children with Fulminant Myocarditis. *Pediatric cardiology*, 2017, 38: 128-134.

[59] Kuhl U, Pauschinger M, Schwimmbeck PL, et al. Interferon-beta treatment eliminates cardiotropic viruses and improves left ventricular function in patients with myocardial persistence of viral genomes and left ventricular dysfunction. *Circulation*, 2003, 107: 2793-2798.

[60] Zerr DM, Meier AS, Selke SS, et al. A population-based study of primary human herpesvirus 6 infection. *The New England journal of medicine*, 2005, 352: 768-776.

[61] Yajima T, Knowlton KU. Viral myocarditis: from the perspective of the virus. *Circulation*, 2009, 119: 2615-2624.

[62] 李舒承, 王虹, 孙立. 酷似急性ST段抬高型心肌梗死的病毒性心肌炎1例. 承德医学院学报, 2018, 35: 255-256.

[63] Singh B, Bajaj N, Bharadwaj P. Dengue myocarditis masquerading as ST elevation myocardial infarction. *Medical journal, Armed Forces India*, 2019, 75: 102-105.

第8章

继发于心肌氧供需失衡的心肌梗死

一、概述

中国心血管病报告显示，心肌梗死发病率、致残率仍呈上升趋势，心肌梗死依然是我国致死和致残的主要疾病之一。自1910年开始，人们一直认为心肌梗死与血栓事件相关，直到30年后，Friedberg及Horn在心肌梗死尸检研究中发现，31%的心肌梗死患者没有血栓，从而对无血栓的心肌梗死有了新的认识[1]。2007年10月欧洲心脏病学会（ESC）、美国心脏病学会（ACC）、美国心脏学会（AHA）和世界心脏联盟（WHF）联合颁布了全球心肌梗死的统一定义。随着更多循证医学证据的积累和医学检验、影像技术的发展，ESC/ACCF/AHA/WHF于2012年ESC年会期间对心肌梗死的统一定义进行了更新，即第3版心肌梗死全球统一定义，该定义将心肌梗死分为5个类型[2]。

定义：血清心肌标志物升高（超过99%参考值上限）伴随以下至少1项临床指标：①缺血症状；②新发或疑似新发缺血性心电图（ECG）改变［ST-T改变或左束支传导阻滞（LBBB）］；③ECG提示病理性Q波形成；④影像学证据提示，新发局部室壁运动异常或存活心肌丢失；⑤造影或尸检证实冠状动脉内血栓。

心肌梗死的临床分型：1型，由原发冠状动脉事件（如斑块侵蚀/破裂、裂隙或夹层）引起的与缺血相关的自发性心肌梗死；2型，继发于心肌氧供需失衡的心肌梗死；3型，心脏性猝死；4a型，PCI相关心肌梗死；4b型，支架内血栓形成引起的心肌梗死；5型，外科冠状动脉旁路移植术（CABG）相关心肌梗死。

在临床工作中，区分1型心肌梗死（T1MI）和2型心肌梗死（T2MI）比较困难。T1MI患者通常表现为自发性缺血症状，伴有或不伴有相关的缺血心电图改变，且缺乏导致心肌氧需求量增加的明确诱因。由于T1MI患者可能经常出现血流动力学不稳定，因此事件的时间顺序对辨别两种类型心肌梗死往往是至关重要的。但是，如果不能很容易地发现导致患者心肌氧供失衡的明显诱因，医师诊断T2MI时应该谨慎。更麻烦的是，患者有时可能并发多种类型的心肌梗死。

对于T2MI来讲，另一个重要的鉴别诊断是非缺血性心肌损伤，因为这两种情况在临床实践中经常混淆，部分疾病过程可以引发心肌细胞破坏导致肌钙蛋白增加，如含有肌钙蛋白的细胞凋亡和胞吐。对T2MI至关重要的是，必须存在心肌缺血的证据，如心电图相邻两个导联ST段压低或者出现新的T波倒置。非缺血性心肌损伤可在多种情况下发生，如心力衰竭、肾衰竭、心肌炎和败血症等，这些情况也可引起肌钙蛋白的升降；但是，其发生并没有缺血的证据，如特征性症状或心电图显示心肌缺血，肌钙蛋白的升高可能是由循环细胞因子、血管加压素和儿茶酚胺介导的[3-5]。

值得一提的是，由于血流动力学改变，如心动过速、低血压或低氧血症，在急性心力衰竭加重期时可以并发T2MI。在慢性稳定型心力衰竭患者中，肌钙蛋白的升高可能是由慢性心肌劳损引起的心肌细胞死亡所致。肌钙蛋白升高此时应视为非缺血性心肌损伤。

本章旨在探讨继发于心肌氧供需失衡的心肌梗死即T2MI。T2MI并非急性冠状动脉血栓事件，而是继发于心肌氧供需失衡的心肌梗死，如贫血、快速或缓慢性心律失常、呼吸衰竭、低血压、休克、伴或不伴左心室肥厚的严重高血压、重度主动脉瓣疾病、心力衰竭、心肌病及药物损伤等。虽然T2MI病理生理机制为心肌氧供需失衡，而非斑块破裂，但此型心肌梗死缺乏明确的标准或者指导性诊断，辨别标准模糊。因此，到目前为止，各大共识声明和指南中没有标准的指导。

二、流行病学

当前将高灵敏度肌钙蛋白检测方法引入临床实践提高了对T2MI的认识，但迄今关于T2MI患病率和发病率的流行病学数据报告有着显著差异（图8-1）。这可能反映了T2MI缺乏前瞻性研究或定义标准不明确。

Saaby等[6]对4499名新入院的心肌肌钙蛋白升高患者进行检测，533名患者（8.4%）被判定为心肌梗死，其中144名患者（26%）被判定为T2MI。Baron等[7]分析了瑞典73家医院19763名急性心肌梗死（AMI）患者中T2MI的比例，其中T1MI占88.5%，T2MI仅占7.1%。Stein等[8]对2818名入住普通内科或心脏病病房的急性冠脉综合征（ACS）患者的回顾性研究中，心肌梗死患者中T2MI的比例维持在4.5%的低水平。Meigher等[9]使用对比的方法检查了1310例急诊患者中T2MI的患病率，肌钙蛋白升高的患者中，T2MI占35.2%，超过T1MI（26.5%）。然而，研究人员指出，另外35.7%的肌钙蛋白升高患者是"多因素"的，2.5%是由于非缺血性心肌损伤。Smith等[10]对662例有缺血症状的急诊科患者进行了T2MI发病率的检测，139例患者被诊断为心肌梗死，其中T2MI占该队列的71%。

因此，在回顾性研究中，T2MI 的患病率与每个研究中使用的不同方法和诊断标准有很大差异。

很少有前瞻性研究调查 T2MI 的发生率和流行，特别是介入手术后 T2MI 的发生率，Morrow 等[11]观察了 13608 名急诊 PCI 术后患者，这些患者被随机分配到氯吡格雷组及普拉格雷组，15 个月后约有 3.5% 的患者发生 T2MI。

此外，需要区别 T2MI 与心肌损伤，但很少有研究比较 T2MI 与心肌损伤的发生率和临床特点。Javed 等[12]研究了 701 例 cTnI 值升高的患者，其中 9.1% 为 T2MI，66% 为心肌损伤。通过使用高灵敏度（hs-cTnI）法，对 310 例就诊于急诊科的所有患者进行研究，17.3% 的患者由于 T2MI hs-cTnI 值升高，而 74.8% 的患者是心肌损伤。同样，Sarkisian 等对 1577 例 cTnI 值升高的患者进行了队列研究，发现 69% 的患者存在心肌损伤，7.5% 的患者存在 T2MI。然而，Shah 等在研究 cTnI 值升高的患者时发现，心肌损伤不超过 24%，而 20% 的患者有 T2MI。

心肌损伤和 T2MI 的区别是 T2MI 有明显的心肌缺血临床证据，如缺血性症状；新的缺血性心电图改变；心肌运动异常；动态的心肌肌钙蛋白浓度的上升或下降。

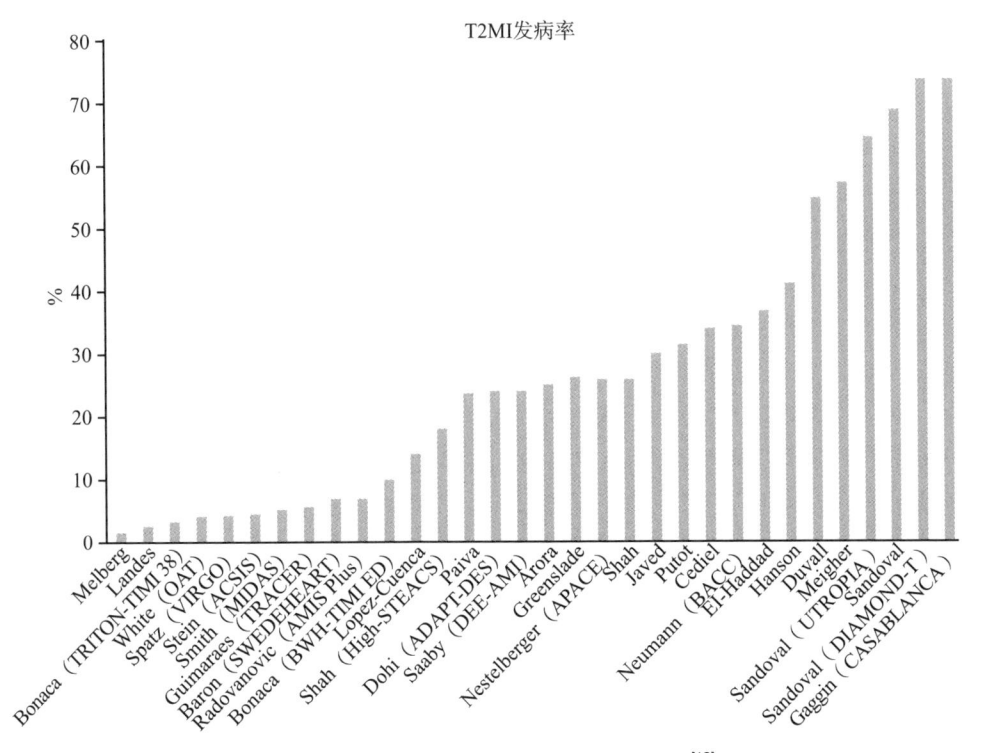

图 8-1　2 型心肌梗死发病率流行病学研究[13]

三、病理生理及发病机制

T2MI的病理生理学特征是心肌缺血引起的心肌坏死，其原因可能是心肌氧需求量增加和（或）心肌氧供应减少（图8-2）。通常，这两个过程都有不同程度的涉及。表8-1为T2MI的诱发因素。

表8-1　T2MI诱发因素[13]

心肌氧耗增加	心肌供氧减少
高血压	低血压
败血症	贫血
快速性心律失常	缺氧
甲状腺功能亢进	冠状动脉痉挛

心肌耗氧量主要受收缩期室壁张力、心肌收缩力和心率3个因素影响，心肌供氧量主要受冠状动脉血流和血容量影响。复杂的血流动力学可引起心肌耗氧增加（或氧供减少）而导致心肌缺血、坏死。①由于缺氧或贫血导致血氧含量降低。②在快速性心律失常患者中，心率加快可缩短心室充盈时间，从而导致舒张期冠状动脉灌注减少。③低血压患者需要增加心室收缩力，以维持平均动脉压和由此产生的细胞灌注。为了增强收缩能力，需要增加心肌细胞的氧气供应。④在高血压急症患者中，根据拉普拉斯定律，心室收缩壁张力增加，心肌细胞需求量增加。当心肌细胞供需失调发生时，缺血随之而来，如果严重，将导致心肌坏死。

上述情况若患者有肌钙蛋白升高或降低超过第99百分位数且出现临床心肌缺血表现时，临床医师可考虑T2MI诊断，较多患者可能同时或先后表现出不止一种类型心肌梗死，在临床实践中应注意。

与T1MI相比，T2MI更常复发。随着高敏肌钙蛋白检测的增加，T2MI的检出率升高。在急诊科患者中，T2MI的患病率可达50%以上。T2MI患者与无T2MI患者相比，年龄更大（71.3岁 vs.66.2岁），存在心房颤动（31.6% vs.17%）、心力衰竭（36.8% vs.18.2%）和既往心肌梗死（34.2% vs.22%）等心血管疾病诊断的比例更高，存在高血压（86.2% vs.74%）、糖尿病（46.7% vs.25.2%）和慢性肾脏病（34.2% vs.10.5%）的比例也更高。Stein等[13]在对2818例T1MI或T2MI患者的对比分析中，发现T2MI的主要诱因为贫血（31%）、脓毒症（24%）和心律失常（17%）。他们也发现T2MI患者年龄偏大[（75.6±12）岁 vs.（63.8±13）岁，$P < 0.0001$]，主要为女性（43.3% vs.22.3%，$P < 0.0001$），功能受损的发生率较高（45.7% vs.17%，$P < 0.0001$），Grace评分较高（150 632 vs.110 635，$P < 0.0001$）。

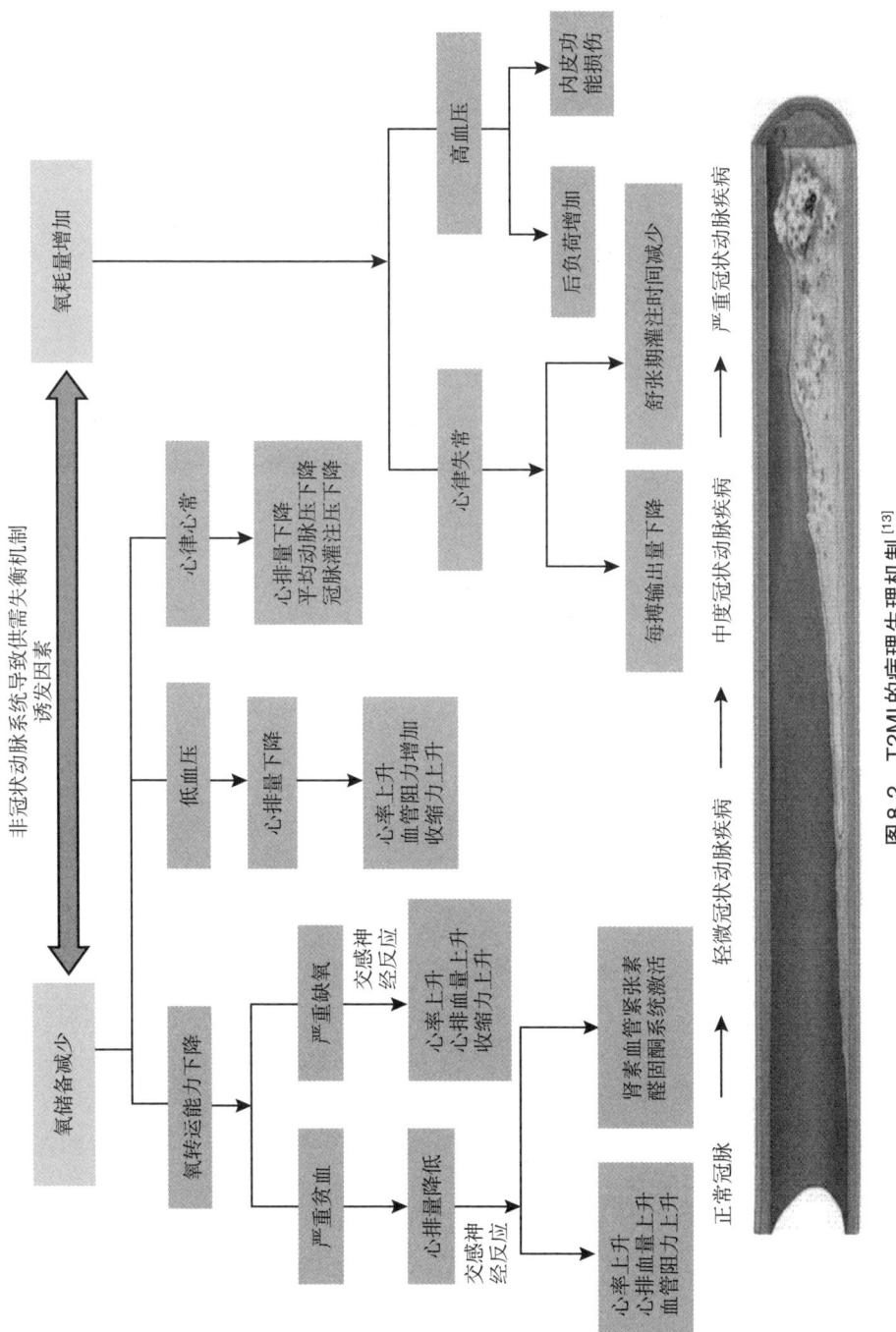

图 8-2　T2MI 的病理生理机制[13]

四、辅助检查

1. 十二导联心电图　心电图是区别T2MI和非缺血性心肌损伤的重要检查，要诊断为T2MI，必须有心肌缺血的证据。因此，T2MI患者应该有缺血的症状，如心绞痛或呼吸困难和（或）心肌缺血的证据，如2个相邻导联ST段压低或抬高或新的T波倒置。

2. 心脏超声　在T2MI患者中，出现缺血性和局部室壁运动异常的概率较低。因此超声可作为结构性心脏异常如肥厚型心肌病的判别手段。

3. 冠状动脉造影　对于诊断T2MI，冠状动脉影像学的检查是非常必要的，一般认为，冠状动脉造影检查未发现管径狭窄≥50%的病变是非阻塞性病变。

4. 冠状动脉计算机体层摄影血管造影（CTA）　与冠状动脉造影一致，冠状动脉CTA可以评估冠状动脉管腔狭窄程度，还能够评价斑块特征甚至斑块易损性，识别"罪犯"血管，在心肌梗死的病因诊断方面有重要作用，而且CTA是一项无创检查。

5. 光学相干断层扫描（OCT）或血管内超声（IVUS）　冠状动脉造影对斑块破裂的敏感性并不是100%，使用OCT或IVUS进行冠状动脉内成像可能有所帮助。

6. 心肌磁共振（CMR）　对于心肌梗死的诊断价值也得到了国际学界的认可。例如，CMR可以检测室壁运动异常或心肌梗死的范围和程度、准确诊断心肌梗死后的并发症；CMR也可以鉴别非缺血原因导致的心肌损伤。另外，CMR在指导治疗和预后评估等方面也有重要价值。某些情况下，血管造影没有发现"罪犯"病变，CMR可以确诊急性心肌梗死。

五、诊断

对于T2MI的诊断需要注意整体评估。第一阶段是根据临床病史评估患者存在急性冠脉综合征的可能性及症状是否与心肌缺血有关。医师需通过心电图及症状对心肌缺血情况进行评估。实验室检查结果与临床特征及心电图一致是非常重要的。第二阶段的评估是区分肌钙蛋白急性升高是由AMI还是其他原因所致（如肌钙蛋白升高但心电图变化微小可能发生在心肌炎或肺栓塞患者中）。诊断AMI不应该完全依赖肌钙蛋白升高。完整的患者评估要求肌钙蛋白升高与临床表现及心电图结果一致。

Saaby等对T2MI的诊断提出了严格的标准可供参考，要求存在下列临床特征之一才能满足诊断：①血红蛋白＜5.5g/dl的重度贫血；②收缩压＜90 mmHg的休克，伴有器官功能障碍的征象，即代谢性酸中毒、动脉氧分压＜8 kPa，少尿（利尿＜30ml/h至少3小时）或脑病；③需要治疗或者监测的心动过缓；④呼吸衰竭与动脉氧分压＜8kPa和有临床症状的急性呼吸衰竭持续≥20分钟；⑤快速室性心律失常持续≥20分钟；⑥室上性心动过速持续20分钟以上且心室率＞150次/分；⑦高血压肺水肿，定义为收缩压＞160mmHg，有肺水肿的征象，需要用硝酸盐或利尿剂治疗；⑧高血压，动脉收缩压＞160mmHg，超声或心电图提示左心室肥大。相比之下，Sandoval等提出，在缺乏其他降低缺血阈值的潜在条件（如限制血流的阻塞性冠状动脉疾病）下，需要出现急性或持续的供需失衡。Sandoval等认为，T2MI通常是多因素的，因此，使用严格的标准可能是一种无效的诊断方法。此外，患者发生T2MI的阈值可能有所不同，反映了队列的固有异质性，特别是在存在或不存在阻塞性冠状动脉疾病的情况下。例如，Saaby等认为，患者如果有明显阻塞性冠状动脉疾病，如果并发贫血，其血红蛋白为7g/dl的情况下即可能会出现T2MI，而冠状动脉正常的患者可能不会出现T2MI，除非其血红蛋白降至＜5.5g/dl。因此，笔者认为，更个性化的标准才能更准确地描述T2MI[14-16]。

目前普遍认可的T2MI诊断要求：①肌钙蛋白升高或降低超过99%URL；②存在心肌缺血的临床证据（胸痛症状或心电图变化）；③存在已知的增加需氧量或降低供氧量的疾病，如心动过速；④无症状或征象提示存在导致肌钙蛋白升高的其他非缺血性原因，如心肌炎；⑤有选择性地使用影像学检查。如果存在心肌缺血，则进一步区分T2MI与T1MI。

T2MI诊断流程见图8-3。

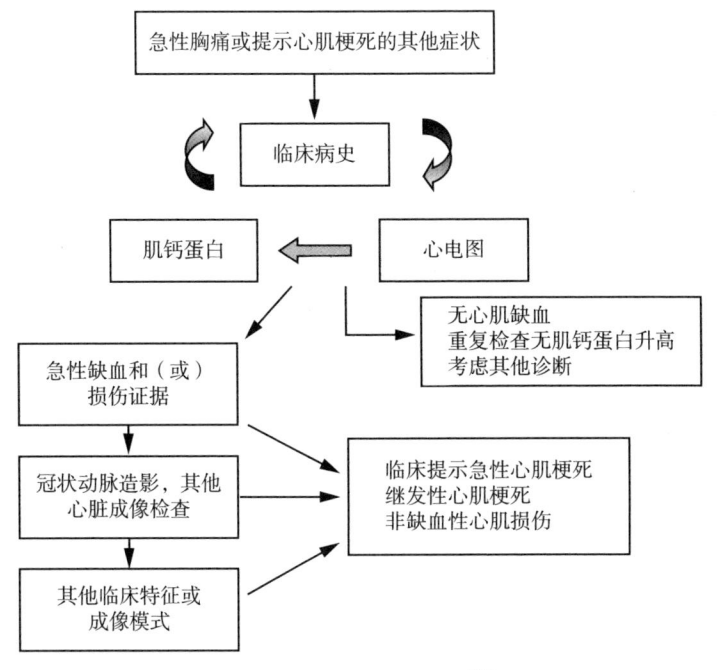

图8-3　T2MI诊断流程[14]

六、治疗

不幸的是，目前尚没有临床实践指南说明如何治疗T2MI，由于T2MI的可逆因素是诱发因素，因此，初始治疗应从处理供需失衡的诱发因素开始。对于低血压和（或）败血症患者，可能需要进行容积复苏和抗生素治疗。贫血或急性胃肠道出血的患者需要适当的输血。快速性心律失常需要心率或节律控制药物，而低氧血症患者需要呼吸支持[17,18]。

在缺乏证据的情况下，传统的心肌梗死治疗方法并不确切。有研究显示，传统药物治疗实际上可能收效有限。CASABLANCA的研究发现，与没有发生T2MI患者相比，T2MI患者更多地应用了传统心血管治疗，包括β-blockers（81.6% vs.69.1%，$P=0.002$），ACEI或ARB（64.5% vs.53.8%，$P=0.01$），醛固酮拮抗剂（7.2% vs.4%，$P=0.07$），硝酸盐（32.3% vs.17.5%，$P<0.001$），他汀类药物（82.9% vs.72%，$P=0.005$），华法林（23.3% vs.14.3%，$P=0.004$）和氯吡格雷（30.9% vs.23.4%，$P=0.04$）。TRITON-TIMI 38试验中发现，与氯吡格雷组相比，普拉格雷组并没有减少急性冠脉综合征患者PCI术后15个月T2MI的发生率，尽管两组患者的T2MI发生率都较低[19]。

在血运重建方面，Stein等[13]证明，T2MI患者冠状动脉介入治疗的可能性较低（36% vs.89%，$P<0.0001$）。冠状动脉血运重建是否有益尚不清楚。迄今为止的研究表明，阻塞性冠状动脉疾病存在于50%～80%的T2MI患者中。另有研究发现，T2MI后心肌灌注功能评估是合理的，但需要注意的是，目前没有证据表明，在T2MI患者中治疗阻塞性疾病是有益的。

综上，临床上对T2MI患者的治疗较T1MI患者更为保守。如果患者有弥漫性冠状动脉疾病，使用高强度他汀类药物、抗血小板药物及β受体阻滞剂治疗可能获益。T2MI患者是否需要介入治疗，最终还需要随机试验进一步证实。

七、预后

迄今发表的研究表明，T2MI的预后至少不会好于T1MI，甚至更差。Saaby等[20]对3762名肌钙蛋白升高的住院患者进行回顾性研究，发现119名患者符合T2MI诊断。在2.1年的平均随访中，研究组发现T2MI患者的死亡率为49%，而T1MI患者的死亡率为26%（$P<0.0001$）。在多变量Cox回归分析中，目前或既往吸烟、高龄、既往心肌梗死、T2MI、高胆固醇血症、高肌酐和糖尿病与死亡独立相关。Baron等[21]研究了20138例AMI住院患者，其中7.1%的患者有T2MI。同样，T2MI患者的1年死亡率高于T1MI患者（24.7% vs.13.5%，$P<0.001$）。

Circulation发表的一项研究结果[21]，约2/3的T2MI或心肌损伤患者在5年内死亡。研究人员连续评估了某三级心脏中心2122名心肌肌钙蛋白I水平升高（≥0.05 μg/L）的患者。所有心肌梗死诊断均按照一般的定义。主要终点是全因死亡，次要终点包括主要不良心血管事件（非致死性心肌梗死或心血管死亡）和非心血管死亡。结果显示，1171名（55.2%）患者诊断为T1MI，429名（20.2%）患者诊断为T2MI，522名（24.6%）患者诊断为心肌损伤。与T1MI（36.7%）相比，T2MI（62.5%）或心肌损伤（72.4%）患者的5年全因死亡率更高。T2MI或心肌损伤患者死亡的主要原因是非心血管死亡（$HR=2.32$，$95\%CI=1.92\sim2.81$）。T1MI和T2MI的未调整主要不良心血管事件发生率无明显差异（30.6% vs.32.6%）。冠心病是T2MI或心肌损伤患者主要不良心血管事件的独立预测因子（$HR=1.71$，$95\%CI=1.31\sim2.24$）。

八、典型病例

典型病例一　心肌病导致心肌梗死

患者女性，66岁[22]，因腹痛和左胸骨后胸痛被送进急救室，患者自诉晚上11点正在休息时，突然开始出现胸痛，为烧灼感，无放射性，持续数分钟后自行消退。患者否认在此期间有任何呼吸困难、心悸、头晕或失去知觉。

既往史包括高血压、高脂血症、青光眼，以及此前多次类似于此次发作的胸痛，曾行三次冠状动脉造影，结果显示冠状动脉没有狭窄或闭塞的病变。患者没有吸烟或非法使用毒品的历史。患者在出现症状后立即送至急诊室，到急诊室时已没有任何症状。患者生命体征：BP 168/46 mmHg（右臂，仰卧位），心率66次/分钟，呼吸19次/分，口腔温度36.6℃。心电图显示窦性心律，左束支传导阻滞，左心室肥厚，T波倒置，未见ST段改变（图8-4），无既往心电图可供对照。

实验室检查：心脏肌钙蛋白水平为0.15 ng/ml。复查6小时和12小时后心肌肌钙蛋白水平分别为4 ng/ml和9 ng/ml。患者在此期间无症状，复查心电图与第一次心电图相比无明显变化（图8-5）。但患者在急诊室期间血压持续增高，峰值血压记录为195/43 mmHg。由于患者肌钙蛋白水平升高但无心电图ST段变化，考虑患者可能是2型心肌梗死。立即让患者口服325mg阿司匹林和300mg氯吡格雷，并开始以12U/（kg·h）的速度静脉滴注肝素。静脉注射一次5mg的水合氯丙嗪，随后血压降到150/46mmHg。超声心动图示：心尖肥厚，左心室舒张功能受损，左心室射血分数76%～80%。患者随后接受了冠状动脉造影，显示左主干、左前降支、回旋支和右冠状动脉无狭窄或阻塞病变（图8-6）。左心室造影符合超声心动图表现的心尖肥厚（图8-7）。因此给予患者每日口服用琥珀酸美托洛尔缓释片

100 mg，维拉帕米缓释片180 mg。患者住院的其余时间无症状，血压得到最佳控制，心脏肌钙蛋白水平呈下降趋势，第3天出院。

　　心尖肥厚型心肌病是肥厚型心肌病的一种变异型，心肌肥厚主要累及左心室心尖，导致室中梗阻，与肥厚型梗阻性心肌病所见的左心室流出道梗阻相反。不同研究的平均发病年龄存在差异，一项研究为（41.4±14.5）岁，另一项研究为（58±17）岁。大多数心尖肥厚心肌病患者无症状，而有症状的患者通常表现为心绞痛、心力衰竭、心肌梗死、晕厥、心房颤动或心室颤动。通常发生于舒张功能障碍和低心排血量者。

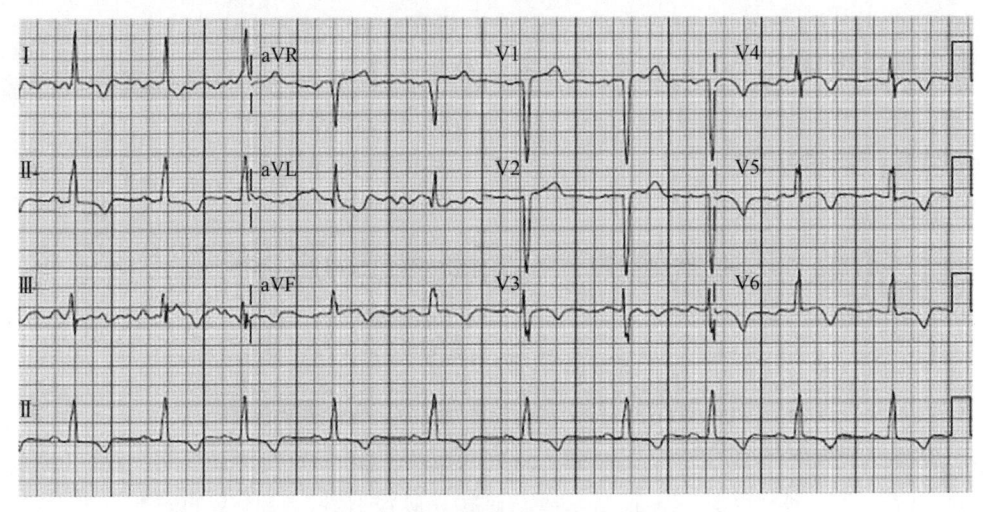

图8-4　病例一患者入院时心电图[22]

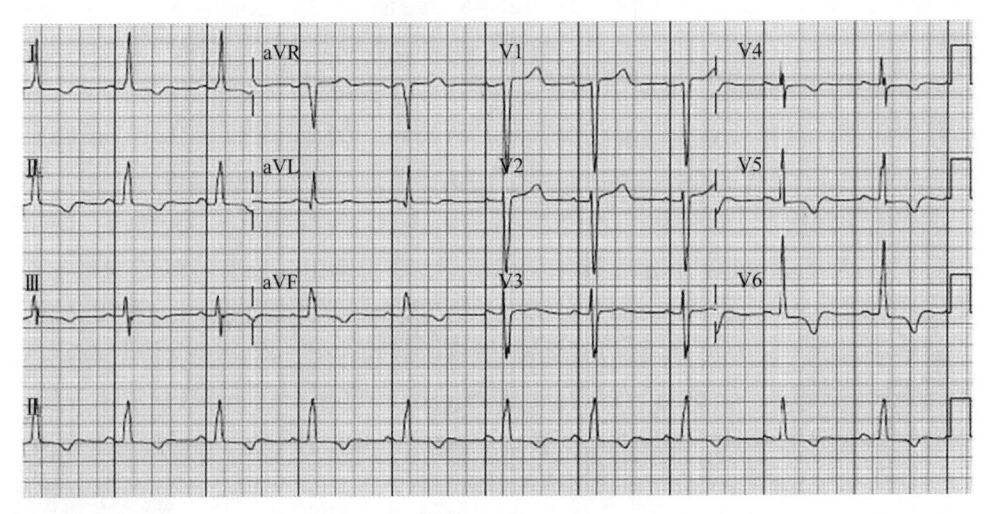

图8-5　病例一患者入院6小时后心电图[22]

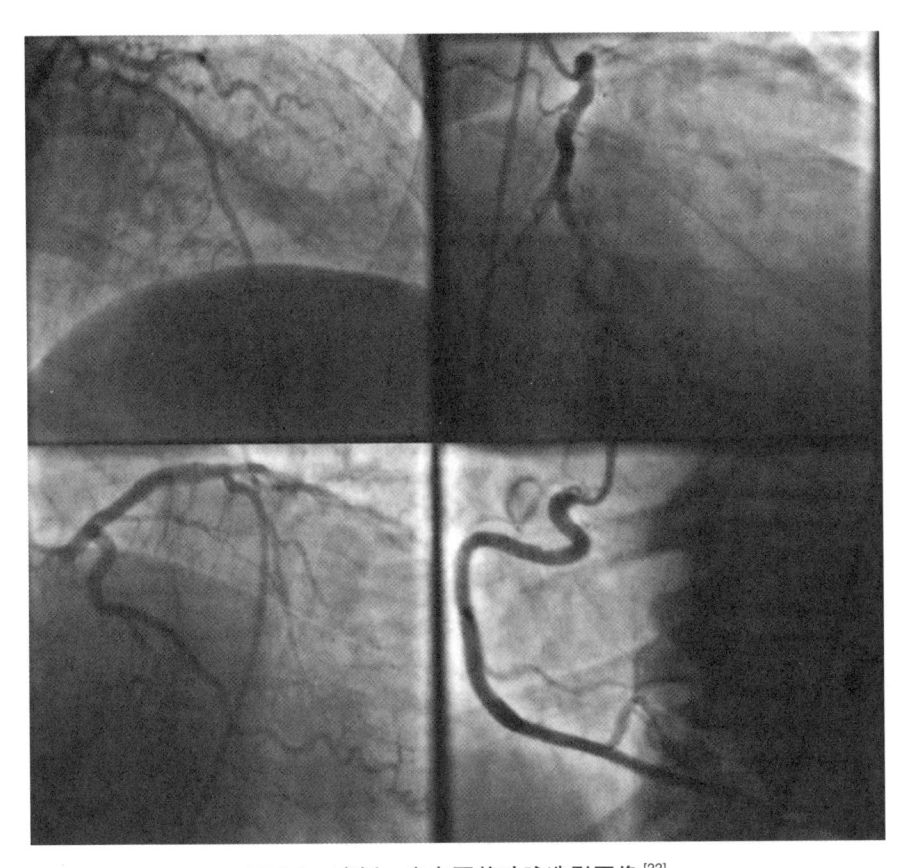

图 8-6 病例一患者冠状动脉造影图像[22]

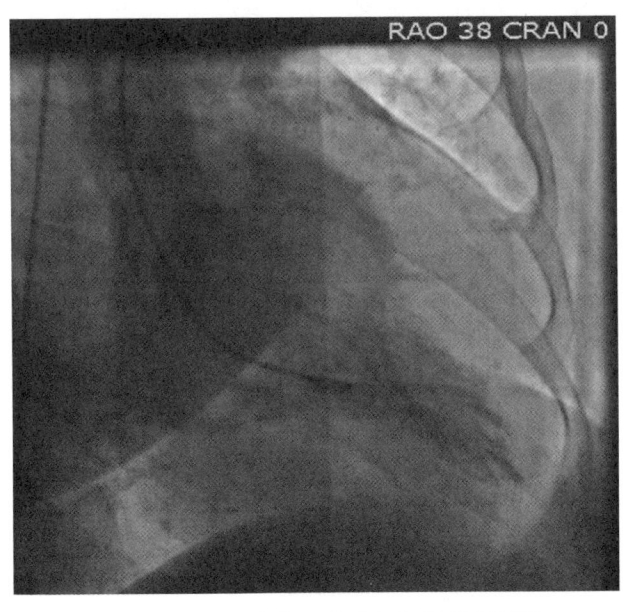

图 8-7 病例一患者入院后心室造影图像[22]

心尖肥厚型心肌病的典型临床和诊断特征包括听诊可有第四心音、心电图上"巨大"的负T波，尤其是左心前区导联，心尖壁运动异常，包括运动减低和动脉瘤形成，影像学上表现为舒张末期左心室腔"匙状"。

在正常冠状动脉，心尖肥厚型心肌病发生心肌梗死者约占10%，可能机制包括冠状动脉血流储备受限、毛细血管心肌比例下降、小血管病变等，严重的临床表现，包括心源性猝死、严重的心律失常。

心尖肥厚型心肌病的治疗方法与大多数有症状的肥厚型梗阻性心肌病患者的治疗方法相似，包括维拉帕米和β受体阻滞剂等药物，以及用于治疗心房颤动和室性心律失常的胺碘酮和普鲁卡因胺等抗心律失常药物[23-26]。

典型病例二　严重低血压导致心肌梗死

患者女性，55岁，因胸闷、胸痛5小时于急诊就诊。患者诉早上吃了3汤匙蜂蜜后就开始出现不适。1小时后，开始感到恶心和胸闷，反射至左臂。随后，感到乏力、头晕和寒战。患者既往因甲状腺肿行手术治疗，无其他病史。入院时查体，血压70/45mmHg，脉搏46次/分，氧饱和度95%。心尖处可闻及1/6收缩期杂音。其余无异常。心电图显示：窦性心动过缓，Ⅱ、Ⅲ、aVF导联ST段抬高0.5～1.0 mm，Ⅰ、aVL、V3～V6导联ST段压低1 mm（图8-8）。患者的胸片正常。超声心动图显示下壁心肌运动部分减退。肌酸激酶同工酶（CK-MB）和肌钙蛋白I水平轻度升高（分别为32.00 ng/ml和0.85 ng/ml）。基于这些发现，患者被诊断为下壁心肌梗死，并接受了1 mg阿托品、600 mg氯吡格雷、300 mg阿司匹林和静脉输液治疗。之后患者被紧急送往导管室，冠状动脉造影显示心外膜冠

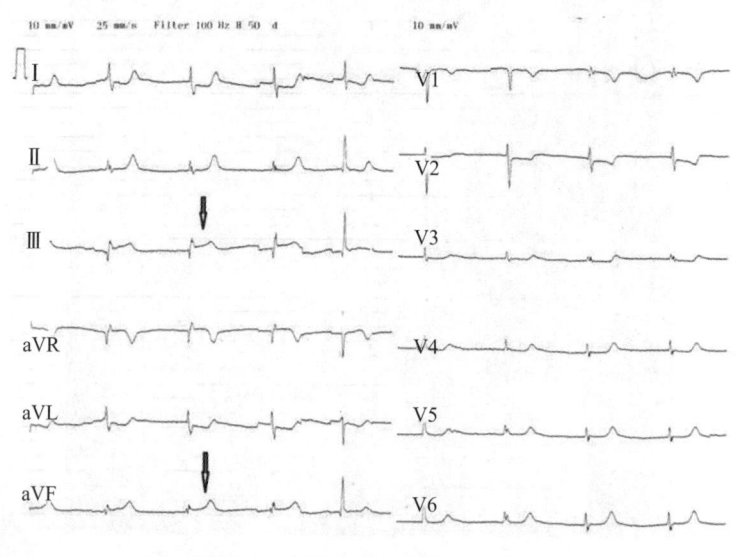

图8-8　病例二患者入院时心电图

状动脉正常（图8-9），三支冠状动脉均无血栓、夹层、心肌桥。给予患者静脉输液、阿司匹林、阿托伐他汀和氯吡格雷治疗24小时后，血压和脉搏恢复到正常水平，心电图ST段抬高恢复到基线（图8-10）。在病房密切监测3天，复查超声心动图显示室壁运动正常，射血分数为60%～65%，心脏瓣膜功能正常，后出院。

木藜芦毒素存在于红杜鹃花蜜中。红杜鹃花蜜是黑海地区特有的一种植物，分布在土耳其、尼泊尔、日本、巴西和北美的一些地区，蜂蜜可以在这些地区不受控制地生产和销售。木藜芦毒素心脏毒性副作用主要来自钠通道通透性的增加和迷走神经的激活。毒素与细胞膜上的钠通道结合，增加渗透性，从而抑制了复极化。因此，细胞膜保持去极化。在窦房结，钠内流增大，外流减小，动作电位减弱，引起窦房结功能障碍。刺激传入迷走神经也会导致血管舒缩中枢的紧张性抑制，导致交感神经兴奋性降低，迷走神经兴奋性增强。

实验室分析未发现可能导致高凝血的因素，未发现慢性肝病、蛋白C或S缺

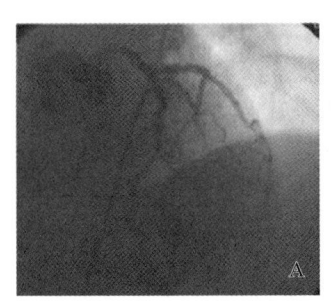

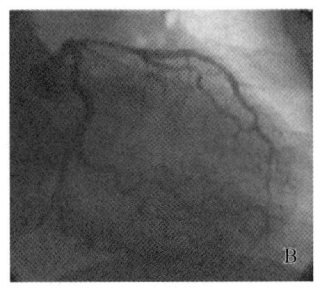

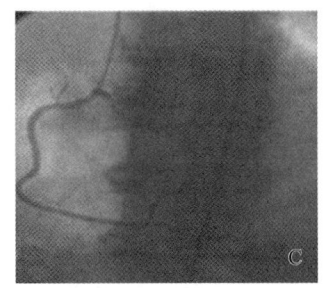

图8-9 病例二患者冠状动脉造影图像[27]

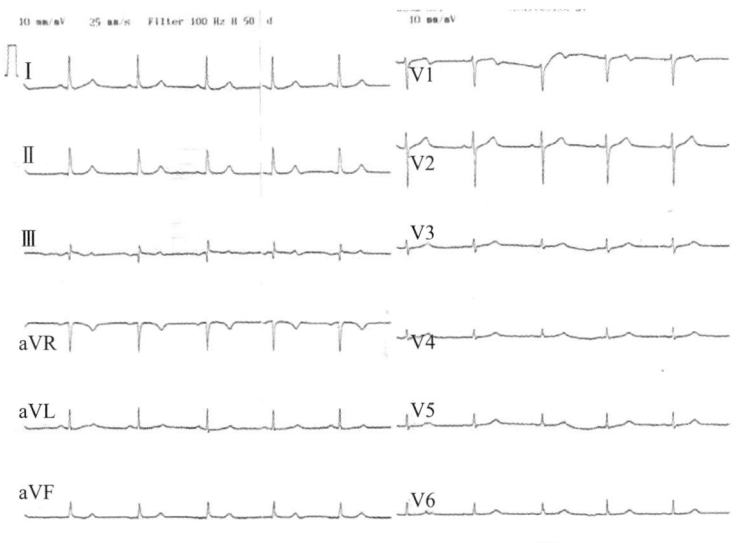

图8-10 病例二患者治疗后心电图[27]

乏，或 V 因子突变。由于患者无应激等诱发因素，血管造影未见心尖膨大，排除了应激性心肌病。起初医师认为冠状动脉痉挛是一个鉴别诊断，由于患者拒绝，没有进行麦角新碱、冷水和乙酰胆碱试验。而且患者没有冠状动脉痉挛的危险因素，如吸烟、剧烈运动、心理压力或应用可导致血管收缩的药物。此外，患者在食用蜂蜜后开始出现症状，经过药物治疗后，患者血压、脉搏和心电图的变化都有所改善。因此，排除了冠状动脉痉挛[27]。

综上考虑，患者由于严重低血压导致冠状动脉灌注受损，在冠状动脉正常且冠状动脉没有可见血栓的情况下，ST 段抬高和心脏生物标志物升高。笔者认为心肌灌注受损导致的供氧和需氧不匹配导致了 2 型心肌梗死的演变。

典型病例三　肾上腺素引起的心肌梗死

一名 21 岁的斯里兰卡男子在食用对虾 1 小时后出现荨麻疹和呼吸困难，据悉其对对虾过敏。患者出现症状后 2 小时被送往当地医院。患者入当地医院时，有呼吸困难，呼吸频率为 28 次/分，脉率 94 次/分，BP 100/70mmHg。当地医院医师给患者静脉注射氢化可的松 200 mg、氯苯那敏 10 mg，肌内注射肾上腺素 0.5 ml（1∶1000 溶液）至大腿上外侧（股外侧肌）。注射肾上腺素 10 分钟后，患者出现心悸和胸痛，伴有自主神经症状。疼痛持续约 30 分钟，自行消退。在当地医院进行的第一次心电图显示：Ⅲ、aVF 和 V1～V5 导联，窦性心动过速和 ST 段压低。患者没有在当地医院接受任何胸痛治疗，从疼痛开始约 2 小时后转入笔者所在医院。

入院后患者无呼吸困难，脉搏 100 次/分，BP 100/60mmHg。其呼吸频率为 18 次/分，听诊时有少量干啰音。其余检查正常。第二次心电图显示 ST 段压低恢复，但导联 Ⅰ 和 aVL 出现新的倒置 T 波。而且 T 波在后续的心电图中保持不变。发病 6 小时后，患者肌钙蛋白 I 呈阳性：2.15 ng/ml（正常值＜0.5ng/ml）。第二天重复测量肌钙蛋白，结果仍然为阳性：0.69 ng/ml。入院后给予患者舌下硝酸甘油 0.4 mg 1 次。没有给予抗血小板和他汀类药物，也没有开始抗凝，因为医师考虑患者心肌梗死的原因可能是冠状动脉痉挛而不是斑块破裂。

患者既往健康，无冠心病的危险因素如吸烟。患者有对虾过敏史。无哮喘史。没有糖尿病、缺血性心脏病或因心血管疾病而过早死亡的家族史。患者职业为计算机操作员实习生，未婚。

进一步检查包括超声心动图，显示射血分数为 60%，没有壁运动异常。未进行冠状动脉造影，因为患者是年轻健康的成年人，医师认为冠状动脉血管痉挛是心肌缺血的可能原因，而不是动脉粥样硬化性冠状动脉疾病。因此给予患者踏车负荷心电图，提示正常（图 8-11），冠状 CT 示冠状动脉正常（图 8-12）。血常规及肾功能正常。胸部 X 线检查也正常。空腹血糖 98 mg/dl，血脂正常。

患者的临床表现及实验室检查满足急性心肌梗死的诊断：①患者心脏肌钙蛋

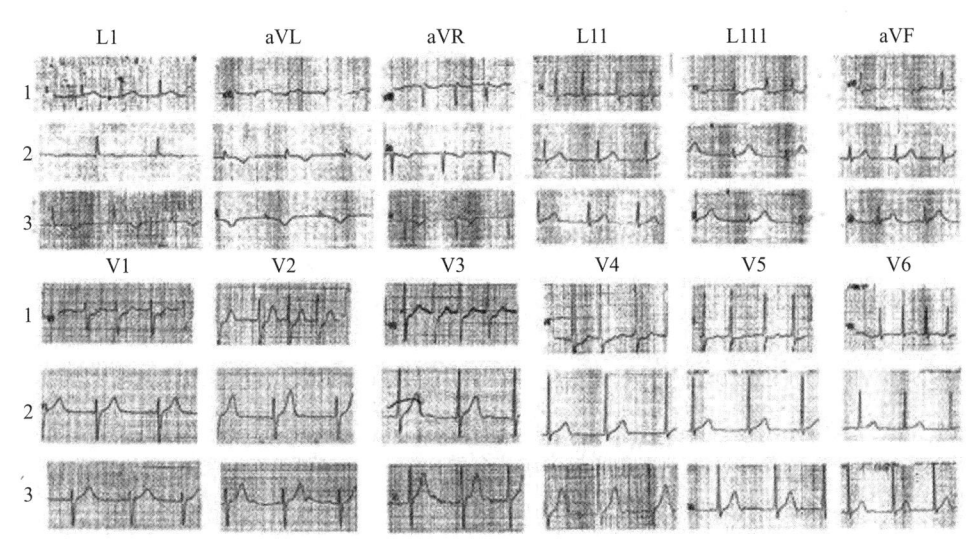

图 8-11 病例三患者踏车负荷心电图[28]

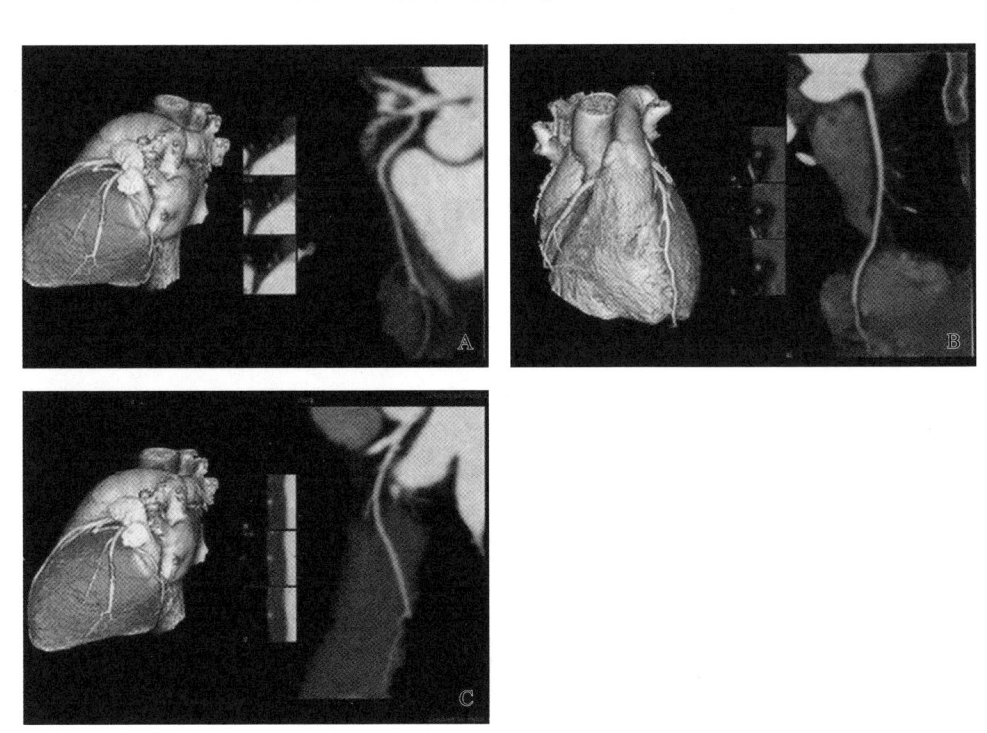

图 8-12 病例三患者冠状动脉CTA[28]

白升高达第99个百分位数上限；②临床上存在缺血性胸痛及T波动态改变。根据心肌梗死的分类，最可能是2型心肌梗死，可能的机制是冠状动脉血管痉挛。

在过敏反应的背景下，心肌损伤或梗死可能是由于过敏反应本身，也可能由肾上腺素治疗引起。Kounis综合征或过敏性心绞痛是一种急性冠状动脉综合征，与肥大细胞活化相关，如过敏反应。参与反应的化学介质为中性蛋白酶包括胰酶和糜蛋白酶、花生四烯酸产物、组胺、血小板活化因子以及多种细胞因子和趋化因子。上述介质可诱发冠状动脉血管痉挛，导致心肌缺血和心肌梗死。

该患者是21岁的年轻健康男性，没有任何冠心病危险因素。在过敏开始后的2小时内，其心血管症状非常轻微，但在使用肾上腺素10分钟后出现胸痛和心悸，心电图出现变化，心脏生物标志物升高。说明肾上腺素是导致心肌梗死的原因而不是Kounis综合征，但仍不能排除。肾上腺素诱发心肌梗死的一个可能机制是冠状动脉痉挛，因为随后的CT冠状动脉造影显示冠状动脉系统正常。

因此，考虑该年轻健康的成年人，在没有明显的冠心病危险因素后使用肾上腺素导致了急性心肌梗死。虽然肌内注射肾上腺素被认为是一种安全的途径，但此病例说明，在极少数情况下，可能导致心肌缺血[28]。

主要参考文献

[1] Friedberg CK, Horn H. Acute myocardial infarction not due to coronary artery occlusion. JAMA, 1939, 112: 1675-1679.

[2] Thygesen K, Alpert JS, Jaffe AS, et al. the Writing Group on behalf of the Joint ESC/ACCF/AHA/WHF Task Force for the Universal Definition of Myocardial Infarction. Third universal definition of myocardial infarction. Eur Heart J, 2012, 33: 2551-2567; Circulation, 2012, 126: 2020-2035; J Am Coll Cardiol, 2012, 60: 1581-1598.

[3] Alpert JS, Thygesen KA, White HD, et al. Diagnostic and therapeutic implications of type 2 myocardial infarction: review and commentary. Am J Med, 2014, 127: 105-108.

[4] Sandoval Y, Smith SW, Thordsen SE, et al. Supply/demand type 2 myocardial infarction: should we be paying more attention? J Am Coll Cardiol, 2014, 63: 2079-2087

[5] Salive ME. Multimorbidity in older adults. Epidemiol Rev, 2013, 35: 75-83.

[6] Saaby L, Poulsen TS, Hosbond S, et al. Classification of myocardial infarction: Frequency and features of type 2 myocardial infarction. Am J Med, 2013, 126: 789-797.

[7] Baron T, Hambraeus K, Sundström J, et al. Type 2 myocardial infarction in clinical practice. Heart, 2015, 101: 101-106.

[8] Stein GY, Herscovici G, Korenfeld R, et al. Type-II myocardial infarction--patient characteristics, management and outcomes. PLoS One, 2014, 9: e84285.

[9] Meigher S, Thode HC, Peacock WF, et al. Causes of elevated cardiac troponins in the emergency department and their associated mortality. Acad Emerg Med, 2016, 23: 1267-1273.

[10] Smith SW, Pearce LA, Murakami MM, et al. 102: Diagnosis of type I versus type II myocardial infarction in emergency department patients with ischemic symptoms (abstract). Ann Emerg Med, 2011, 58: S211-S212.

[11] Morrow DA, Wiviott SD, White HD, et al. Effect of the novel thienopyridine prasugrel compared with clopidogrel on spontaneous and procedural myocardial infarction in the trial to assess improvement in therapeutic outcomes by optimizing platelet inhibition with prasugrel-thrombolysis in myocardial infarction 38. Circulation, 2009, 119: 2758-2764.

[12] Javed U, Aftab W, Ambrose JA, et al. Frequency of elevated troponin I and diagnosis of acute myocardial infarction. Am J Cardiol, 2009, 104: 9-13.

[13] Stein GY, Herscovici G, Korenfeld R, et al. Type-II myocardial infarction--patient characteristics, management and outcomes. PLoS One, 2014, 9: e84285.

[14] Sandoval Y, Jaffe AS. Type 2 Myocardial Infarction: JACC Review Topic of the Week. J Am Coll Cardiol, 2019, 73 (14): 1846-1860.

[15] Saaby L, Poulsen TS, Hosbond S, et al. Classification of myocardial infarction: Frequency and features of type 2 myocardial infarction. Am J Med, 2013, 126: 789-797.

[16] Saaby L, Poulsen TS, Diederichsen AC, et al. Mortality rate in type 2 myocardial infarction: Observations from an unselected hospital cohort. Am J Med, 2014, 127: 295-302.

[17] Sandoval Y, Smith SW, Thordsen SE, et al. Supply/demand type 2 myocardial infarction: Should we be paying more attention? J Am Coll Cardiol, 2014, 63: 2079-2087.

[18] Thygesen K, Alpert JS, Jaffe AS, et al. Third universal definition of myocardial infarction. Circulation, 2012, 126: 2020-2035.

[19] Amsterdam EA, Wenger NK, Brindis RG, et al. 2014 AHA/ACC guideline for the management of patients with non-ST-elevation acute coronary syndromes: A report of the American College of Cardiology/American Heart Association task force on practice guidelines. J Am Coll Cardiol, 2014, 64: e139-e228.

[20] Gaggin HK, Liu Y, Lyass A, et al. Incident type 2 myocardial infarction in a cohort of patients undergoing coronary or peripheral arterial angiography. Circulation, 2017, 135: 116-127.

[21] Baron T, Hambraeus K, Sundstrom J, et al. Type 2 myocardial infarction in clinical practice. Heart. 2015, 101 (2): 101-106.

[22] Meghrajani V, Wats K, Saxena A, et al. A 66-Year-Old Female with Apical Hypertrophic Cardiomyopathy Presenting with Hypertensive Crises and Type 2 Myocardial Infarction and a Normal Coronary Angiogram. Case Rep Cardiol, 2018, 2018: 7089149.

[23] Maron MS, Finley JJ, Bos JM, et al. Prevalence, clinical significance, and natural history of left ventricular apical aneurysms in hypertrophic cardiomyopathy. Circulation, 2008, 118 (15): 1541-1549.

[24] Sakamoto T. Apical hypertrophic cardiomyopathy (apical hypertrophy): an overview. Journal of Cardiology, 2001, 37 (Supplement 1): 161-178.

[25] Eriksson MJ, Sonnenberg B, Woo A, et al. Long-term outcome in patients with apical hypertrophic cardiomyopathy. Journal of the American College of Cardiology, 2002, 39 (4): 638-645.

[26] Klarich KW, Attenhofer Jost CH, Binder J, et al. Risk of death in long-term follow-up

of patients with apical hypertrophic cardiomyopathy. The American Journal of Cardiology, 2013, 111（12）：1784-1791.

［27］Karabag T, Sayın R, Yavuz N, et al. Type 2 myocardial infarction after ingestion of mad honey in a patient with normal coronaryarteries. Korean J Intern Med, 2015, 30（4）：540-542.

［28］Jayamali WD, Herath HMMTB, Kulathunga A. Myocardial infarction during anaphylaxis in a young healthy male with normal coronary arteries- is epinephrine the culprit? BMC Cardiovasc Disord, 2017, 17（1）：237.

第9章

PCI相关心肌梗死

一、概述

经皮冠状动脉介入治疗（PCI）是过去40年心脏病学最主要的发现，PCI技术的应用对冠心病患者的治疗贡献巨大，显著降低了心肌梗死患者的死亡率。然而，即使在药物支架时代，仍有不少接受PCI术的患者出现了PCI相关心肌梗死。PCI相关心肌梗死内在的病理生理机制复杂，冠心病介入治疗的专家们一直致力于找到更好的预防及治疗PCI相关心肌梗死的方法。

PCI相关心肌梗死是和PCI操作直接相关的心肌梗死，第4版心肌梗死通用定义关于PCI相关心肌梗死的定义：基线肌钙蛋白水平正常时，接受PCI后，标志物水平超过参考值上限的99百分位值的5倍；肌钙蛋白在正常水平以上稳定或持续降低时接受PCI后增幅大于20%。除此之外有下列表现之一：心肌缺血症状；心电图新发缺血性改变（新ST-T改变或新发左束支传导阻滞；心电图新出现的病理学Q波）；冠状动脉造影显示重要冠状动脉和（或）侧支血管较PCI前狭窄，持续性低灌注/无灌注或栓塞；影像学提示新发局部室壁运动异常，或存活心肌丧失。

患者PCI术后有心肌缺血的症状，特别是术后胸痛，或者心电图有缺血的证据，提示很可能发生PCI相关心肌梗死。PCI相关心肌梗死的危险因素可以分为患者自身相关、病变相关及操作相关的危险因素。

本章将对PCI相关心肌梗死发生的病理生理机制、辅助检查、诊断、治疗及预后进行阐述。

二、病理生理及发病机制

大部分围术期心肌梗死通常是由PCI所致并发症造成，而大部分患者术后心肌坏死标志物升高不是PCI所致并发症造成的。通过心脏磁共振成像技术可以发现术后心肌梗死的两个坏死部位：一是靠近血管介入处理的部位，很可能与心外膜边支闭塞有关；二是血管介入治疗部位的远端，通常与微血管循环受损有关。远端的梗死面积与PCI术后斑块体积减小的程度（栓塞）直接相关，有较多碎片进入侧支循环，但这不是靠近血管介入的部位发生心肌坏死的原因。此外，斑块的组成成分不同可导致不同程度的围术期心肌梗死，较大的坏死核心斑块通常可导致较大范围程度的心肌梗死，而纤维性斑块所致心肌梗死程度较轻。

在PCI术中，通过冠状动脉内多普勒超声检查可明确栓塞的斑块成分，虽然斑块栓塞可发生在介入治疗过程中的任何阶段，但其在置入支架的过程中更容易发生。虽然心肌微血管功能失调及心肌坏死两者的严重程度与微栓塞的数量呈正相关，但是在发生围术期心肌梗死和未发生围术期心肌梗死的患者中，两者微栓塞的数量并无差别。此发现说明，除斑块所致微血栓形成因素外，还有其他更有可能导致围术期心肌梗死的因素，如促使动脉粥样硬化斑块破裂并作用于血管的因素，血小板活性增强，以及易损心肌的存在等。

三、辅助检查

PCI术后心肌坏死生物标志物的升高非常常见。有研究表明，PCI术后心肌坏死标志物[如肌酸激酶同工酶（CK-MB）、肌钙蛋白I]升高具有重要的临床意义。然而，生物标志物升高与PCI相关心肌梗死（4a型心肌梗死）的诊断之间的相关性一直存在争议。与CK-MB相比，在CMR检查除外PCI相关心肌梗死的患者中肌钙蛋白的增高更为常见。因此，肌钙蛋白的升高可用于检测心肌血运重建手术相关的心肌损伤。

心肌坏死生物标志物在PCI相关心肌梗死诊断中的准确性非常有限，用于确定PCI相关心肌梗死诊断的确定值包括肌钙蛋白I的新临界值是一个有挑战性的学术问题。该病症的诊断不能完全基于心脏生物标志物或心电图。PCI相关的心肌损伤反映了PCI操作过程中支架置入的并发症，如早期或晚期支架内血栓形成或支架内再狭窄。心肌增强磁共振可客观评估PCI相关的心肌损伤。PCI或CABG术前术后行心脏增强磁共振检查量化心肌损伤可以发现高达32%的手术相关心肌损伤。PCI或CABG术后肌钙蛋白I升高的患者CMR检查可以发现心肌损伤。所以，将CMR纳入用于准确诊断手术相关心肌损伤的工具中是合理的[1]。同时最近的研究表明，用于检测心肌梗死的CMR是准确的，并提供与放射性核素成像相似或更优的结果[2]。CMR可作为诊断PCI相关心肌梗死的金标准，因为它允许在同一检查中对心肌损伤进行高度准确和可重复的评估。

PCI术中持续心电向量监测是及时发现PCI相关心肌梗死的很有应用前景的方法。通过优化的截点值，最大STC-VM（ST段变化幅度）可预测与手术相关的心肌梗死，敏感性为93%，特异性为59%，阴性预测值为99%。在有和没有置入支架的患者中，较大的STC-VM值与手术相关的心肌梗死相关（$P<0.01$）。置入支架的患者VCG（心电向量）值显著高于没有支架的患者（$P<0.05$）。在选择性PTCA期间进行连续VCG监测，用于立即检测PCI相关心肌梗死风险增加的患者[3]。

四、诊断

PCI术后有相当一大部分患者的肌钙蛋白I值异常，从稳定性阻塞性冠状动脉疾病的20%～40%到心肌梗死的40%～50%不等。通过术前检测TNI及术后3～6小时复查TNI可以发现TNI相关的心肌损伤。只有术前TNI正常或稳定或呈下降趋势时，PCI术后的TNI升高才对PCI相关心肌损伤具有确定性意义。对于行急诊PCI的急性冠脉综合征患者，术前只有一次TNI值时，术后TNI的升高应归结为急性冠脉综合征事件本身。

根据2018年欧洲心脏病学会第四版心肌梗死全球定义，PCI相关心肌梗死即4型心肌梗死可分为4a、4b、4c 3种亚型。

PCI术后肌钙蛋白升高足以确定围术期心肌损伤的诊断，但不足以诊断PCI相关心肌梗死（4a）。4a型心肌梗死的诊断需要基线TNI正常的患者PCI术后肌钙蛋白升高超过正常值上限5倍，PCI术前TNI升高但TNI稳定（变化小于20%）或呈下降趋势的患者PCI术后TNI升高超过基线值的20%且绝对值超过上限值的5倍。同时要有新的心肌缺血证据，如心电图变化，影像学证据，或PCI术中出现冠状动脉血流下降如冠状动脉夹层，心外膜血管闭塞或边支血管闭塞或血栓形成，侧支血流中断，缓慢流动或无反流，或远端栓塞。

使用hs-cTn测定来诊断4a型心肌梗死（和5型心肌梗死）是一个比较热门的研究领域。许多hs-cTn检测方法都是可行的，不同测定方法可能需要不同的标准。有研究表明，在30天和1年预测心血管事件的最佳高敏肌钙蛋白T阈值非常接近于心肌梗死第三版全球定义所建议的5倍增加。由于缺乏确定用于定义PCI相关心肌梗死的新科学证据，第四版心肌梗死定义保留了这些标准。无论肌钙蛋白是否升高，如有新的Q波出现或尸检证明与PCI相关"罪犯"血管的血栓形成，都满足4a型心肌梗死定义的标准。

4b型心肌梗死即PCI相关支架血栓，符合1型心肌梗死的诊断标准，同时有造影或尸检证实的支架内血栓可以诊断为4b型心肌梗死。根据支架置入术后血栓形成的时间可分为4类：急性期（0～24小时），亚急性期（24小时～30天），晚期（30天～1年），超晚期（大于1年）。

4c型心肌梗死（PCI相关的再狭窄性心肌梗死）支架内或球囊扩张成形术后冠状动脉血管局限性或弥漫性再狭窄并伴有肌钙蛋白升高的心肌梗死类型称为4c型心肌梗死，此时梗死区域内不能发现其他"罪犯"血管或血栓形成，支架内再狭窄或球囊扩张血管成形术后再狭窄是唯一可以解释患者心肌梗死的原因。

五、治疗

PCI相关心肌梗死的治疗视引起心肌梗死的病因而定。

1. 冠状动脉夹层

（1）介入治疗：对于血管直径＞2.5mm的夹层支架是首选。注意：确定导丝在真腔；从夹层的远端开始释放支架，然后处理近端；左主干和右冠状动脉近端的夹层可以先从近端置入支架；冠状窦发生的夹层应及时停止手术按主动脉夹层处理。随时做好CABG的准备。

（2）球囊扩张：对于直径＜2.5mm的血管可以用球囊给予长时间的扩张，通常压力＜4atm，时间2～3分钟。

（3）药物治疗：对于无明显的缺血症状和血流动力学稳定，血管直径＜2.5mm的冠状动脉夹层，单独应用药物也能取得很好的疗效。抗凝、抗血小板治疗；β受体阻滞剂治疗；ACEI溶栓药物治疗。

（4）CABG治疗：多数致命性的严重夹层往往来不及外科旁路移植手术，如出现夹层前导丝已在位，此时可确定导丝在真腔内，一般置入支架即可。如置入支架后发现心脏压塞且心包穿刺引流后仍有心包积血活动性增加，需要紧急外科旁路移植手术。对于导丝不在真腔的夹层，导丝重新进入真腔非常困难，此时不可盲目置入支架，需稳定血流动力学的同时紧急外科旁路移植。

2. PCI相关血管急性闭塞

（1）恢复血供：针对冠状动脉血管闭塞的三方面进行处理。①冠状动脉痉挛，予硝酸甘油、钙拮抗剂冠状动脉内注射，球囊扩张后造影；②残余血栓，少量血栓可予Ⅱb/Ⅲa受体拮抗剂局部注射，重复球囊扩张，支架覆盖全部病变；③严重夹层置入支架。

（2）稳定血流动力学状态：维持血液和灌注，酌情应用血管活性药物及IABP；阿托品对抗迷走反射，纠正低血容量，临时起搏。以上处理如无效需急诊CABG。

3. 支架内血栓形成

（1）降低支架内血栓风险：①把握PCI治疗的适应证，认真筛查患者的出血风险，确认患者置入支架后半年内不需外科手术；②选择合适的支架预防支架内血栓，支架尺寸与病变管腔的尺寸要匹配，高压释放支架，如贴壁不良需要后扩球囊充分扩张，确保支架边缘无夹层，如有可能分叉病变应避免使用两个支架。

（2）血栓负荷重可以应用Ⅱb/Ⅲa受体拮抗剂，血栓抽吸多体位造影排除夹层，如有必要本次不行支架植入、择期再行PCI。

（3）PCI术后1年持续双联抗血小板治疗，当必须进行牙科、内镜或外科手术时如非必须尽量不要停用双联抗血小板药物治疗，对PCI患者加强宣教和随访，强调双联抗血小板治疗的重要性。

4. 冠状动脉远端栓塞

（1）血栓抽吸：临床实践中有选择地对血栓负荷重的患者置入支架前进行血栓抽吸，或者发生远端栓塞时补救性抽吸是正确的策略。同时，应强调血栓抽吸规范操作，以避免潜在的系统栓塞事件。

（2）应用Ⅱb/Ⅲa受体拮抗剂：对于造影提示冠状动脉血栓负荷较大的患者，PCI术中冠状动脉内注射Ⅱb/Ⅲa受体拮抗剂可降低远端栓塞的发生，从而有效降低PCI相关心肌梗死的发生[4]。

（3）冠状动脉内溶栓：经冠状动脉内靶向给予溶栓药物，可降低血栓负荷，改善心肌灌注。

（4）球囊扩张：在远端栓塞部位应用直径合适的球囊将小栓子压至血管壁可解决部分血栓抽吸后残余血栓以致远端栓塞问题。

5. 冠状动脉穿孔

（1）导丝引起的局限穿孔多较稳定，可球囊间断封堵，小分支可用无水乙醇封堵或丝线封堵。

（2）球囊、支架引起的穿孔需置入覆膜支架或弹簧圈栓塞，心脏压塞行心包穿刺引流，必要时心外科开胸手术结扎穿孔动脉，并行冠状动脉旁路移植手术治疗。

有研究表明，冠状动脉穿孔应用聚四氟乙烯覆膜支架有相当高的PCI相关心肌梗死发生率（31.1%），但技术本身非常成功，造影结果及临床效果确切，安全有效地解决了冠状动脉穿孔的问题[5]。

六、预后

与自发性心肌梗死相比，PCI相关心肌梗死的预后一直存在争议。作为PCI的严重并发症，PCI相关性心肌梗死毫无疑问可影响患者预后，但FRISC Ⅱ，ICTUS，RITA-3 trials（FIR）三个试验对非ST段抬高型急性冠状动脉综合征患者进行为期5年的随访显示，手术（PCI或CABG或PCI、CABG杂交手术）相关心肌梗死与长期心血管死亡率无关。即无严重手术并发症的PCI相关心肌梗死对预后无影响[6]。

七、典型病例

典型病例一

患者男性，60岁，6年前因不稳定型心绞痛于当地医院造影示三支血管病变，于前降支、回旋支、右冠状动脉分别置入支架，术后遵医嘱服用抗血小板降脂药物治疗3年，症状完全缓解，3年前自行停用所有药物治疗。1年前再次发作胸痛，自服中药治疗（具体不详）。因急性前壁心肌梗死，心源性休克，肾功能不全再次入院。冠状动脉造影如图9-1所示，左主干管壁不规则，前降支近段支架内弥漫增生，80%狭窄，可见大量血栓，回旋支中段支架内增生闭塞（图9-1A，图9-1B）。右冠状动脉原支架内增生伴70%狭窄（图9-1C）。于前降支支架内远端至开口串联置入两枚支架（图9-1D）。术后1小时患者心力衰竭急性发作，不能平卧，给予血管活性药物、气管插管、呼吸机辅助呼吸、IABP等循环支持治疗无效，患者出现心搏骤停，予心脏按压等抢救措施无效死亡。

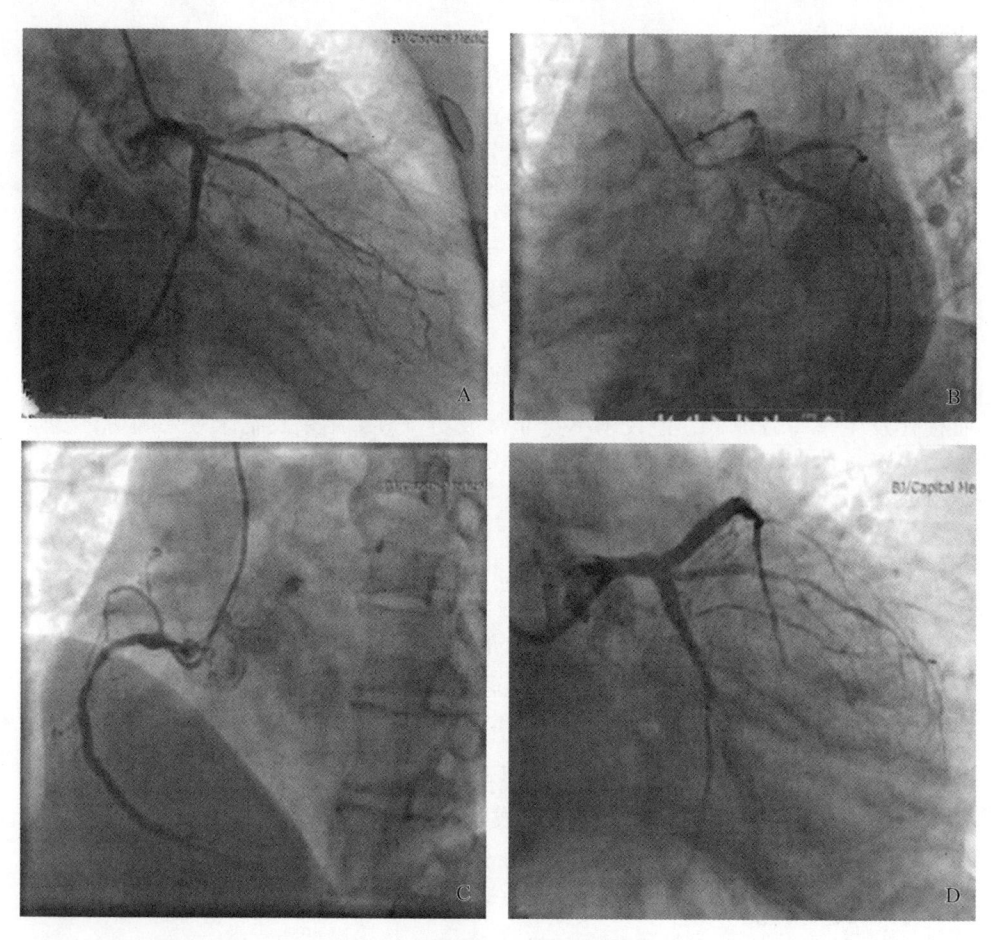

图9-1 病例一冠状动脉造影

左主干可见大量血栓，回旋支中段支架内增生闭塞（A、B）。右冠状动脉原支架内增生伴70%狭窄（C）。于前降支支架内远端至开口串联置入两枚支架（D）

典型病例二

患者男性，74岁，主因胸痛2年，加重半个月以"不稳定型心绞痛"收入院。入院前服阿司匹林、氯吡格雷各300mg。入院当天行冠状动脉造影（图9-2A，图9-2B），于前降支及回旋支各置入支架1枚，术后复查造影（图9-2C，图9-2D）。术后4小时患者出现胸闷、胸痛、低血压，心电图提示前壁导联T波高尖，急诊冠状动脉造影示前降支、回旋支支架闭塞，考虑支架内血栓形成。急诊冠状动脉造影（图9-2E，图9-2F），于前降支、回旋支内行血栓抽吸及球囊扩张后患者血流未恢复，造影术中予多巴胺、肾上腺素等药物，患者血压不能维持，并予气管插管、呼吸机辅助呼吸，抢救无效死亡。

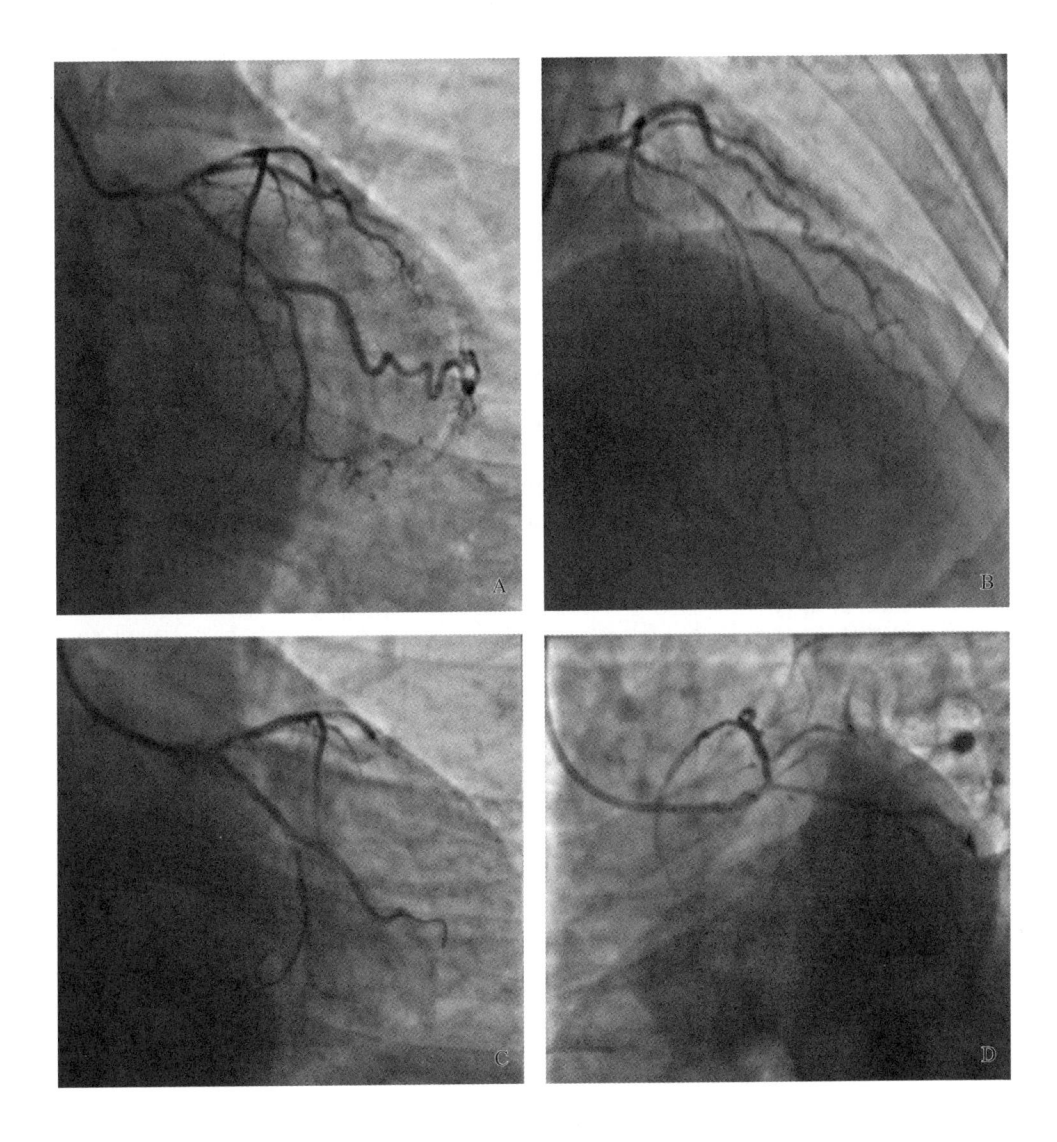

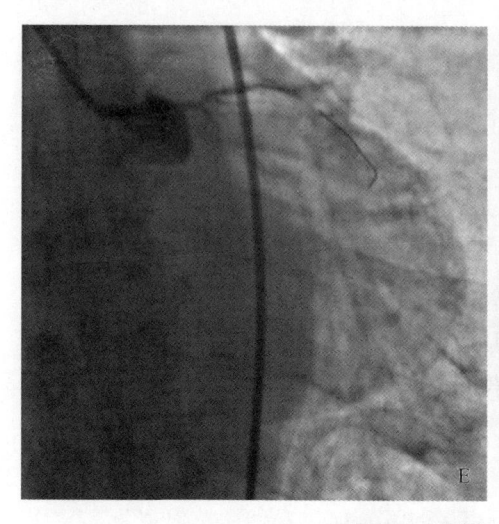

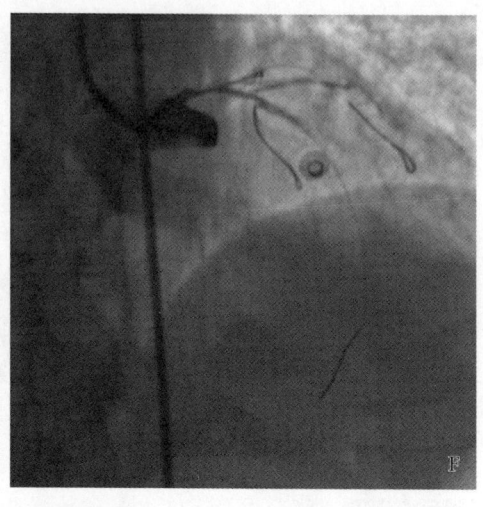

图 9-2　病例二冠状动脉造影

入院当天冠状动脉造影（A、B）；前降支及回旋支各置入支架 1 枚（C、D）；术后 4 小时冠状动脉造影（E、F）

主要参考文献

[1] Vieira de Melo RM, Hueb W, Nomura CH, et al. Biomarker release after percutaneous coronary intervention in patients without established myocardial infarction as assessed by cardiac magnetic resonance with late gadolinium enhancement. Catheter Cardiovasc Interv, 2017, 90 (1): 87-93.

[2] Hueb W, Gersh BJ, Alves da Costa LM, et al. Accuracy of myocardial biomarkers in the diagnosis of myocardial infarction after revascularization as assessed by cardiac resonance: The medicine, angioplasty, surgery study V (MASS-V) trial. Ann Thorac Surg, 2016, 101 (6): 2202-2208.

[3] Jensen J, Eriksson SV, Lindvall B, et al. On-line vectorcardiography during elective coronary angioplasty Indicates procedure-relatedmyocardial infarction. Coron Artery Dis, 2000, 11 (2): 161-169.

[4] 尹晴，屠伟峰，张乃丽，等．小分子血小板糖蛋白Ⅱb/Ⅲa受体拮抗剂用于急性冠脉综合征的经皮介入治疗Meta分析．第三军医大学学报，2013，35（8）：737-743.

[5] Kufner S, Schacher N, Ferenc M, et al. Outcome after new generation single-layer polytetrafluoroethylene-covered stent implantation for the treatment of coronary artery perforation. Catheter Cardiovasc Interv, 2019, 93 (5): 912-920.

[6] Damman P, Wallentin L, Fox KA, et al. Long-term cardiovascular mortality after procedure-related or spontaneous myocardial infarction in patients with non-ST-segment elevation acute coronary syndrome: a collaborative analysis of individual patient data from the FRISC II, ICTUS, and RITA-3 trials (FIR). Circulation, 2012, 125 (4): 568-576.

第10章

外科相关性心肌梗死

ESC第4版心肌梗死定义中沿用第3版对于心肌梗死的分类，将心肌梗死分为5型，其中第5型即为旁路移植手术相关的心梗。有研究显示，行冠状动脉旁路移植手术（coronary artery bypass grafting，CABG，又称冠状动脉搭桥手术）的患者中，32%～44%存在心肌损伤[1]，并且除CABG外，其他心脏外科手术，以及非心脏手术均可导致患者出现心肌梗死。本章对可能引起心肌梗死的外科因素进行详细讨论。

一、概述

1. 心肌损伤与心肌梗死　心肌梗死特指因持续的急性心肌缺血导致的心肌坏死。而第4版心肌梗死定义中，心肌损伤定义为肌钙蛋白升高，其原因可以为心肌缺血，或是心肌机械性损伤，由此可见心肌损伤定义更加广泛。研究表明，心肌缺血10～15分钟电子显微镜下即可发现心肌细胞膜、收缩蛋白及线粒体膜的损伤；心肌严重而持久地缺血达30分钟以上，可发生心肌梗死。且早期心肌细胞膜、收缩蛋白及线粒体膜改变均为可逆性变化，当缺血恢复后可中断心肌坏死进程（图10-1）。

2. 肌钙蛋白与心肌梗死的关系　现行临床实践中多采用心肌酶学指标作为评定是否存在心肌坏死的重要因素，却少有人关注心肌酶学指标与心肌梗死的关系，即关注是否心肌酶学升高即代表心肌梗死。

（1）肌钙蛋白：是目前应用最为广泛的心肌损伤标志物。细胞学角度，肌钙蛋白是肌原纤维中细肌丝的组成部分，在细胞内钙离子浓度升高的情况下，介导粗肌丝与细肌丝滑动，以促成心肌收缩，因此肌钙蛋白位于细胞质内。研究表明，心肌缺血10～15分钟电子显微镜下即可发现心肌细胞膜、收缩蛋白损伤，但早期以可逆性改变为主，故任何可能导致心肌血供改变的因素理论上均可引起心肌细胞损伤，进而释放肌钙蛋白。研究也表明，肌钙蛋白在心脏手术后数小时内升高，但并未检测到心肌细胞坏死，故肌钙蛋白升高仅代表心肌损伤，而非心肌坏死。肌钙蛋白存在于心肌、骨骼肌及平滑肌中，理论上，所有肌肉组织的损伤均可导致肌钙蛋白升高。但有研究表明，肌钙蛋白I特异地表达于心肌细胞，

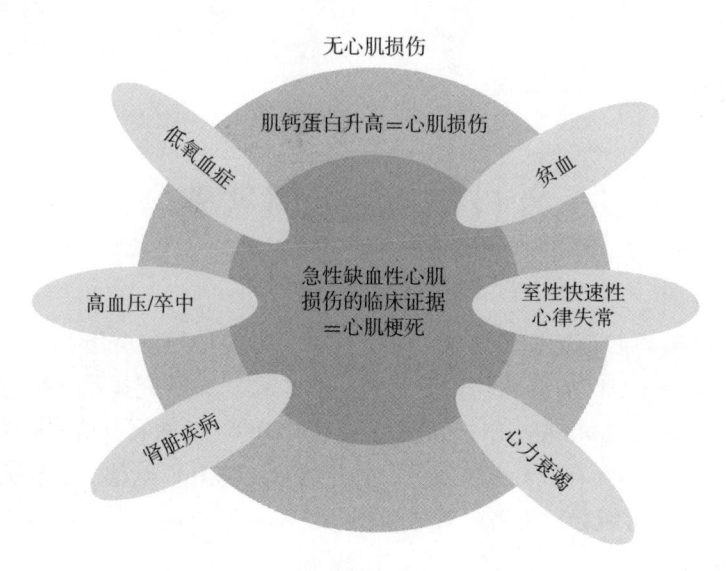

图 10-1　心肌损伤与心肌梗死关系[17]

其浓度升高对于心肌细胞损伤预测的敏感性及特异性均很高。但肌钙蛋白 T 则不同，研究表明，当骨骼肌受损时，肌钙蛋白 T 浓度也有升高，并且骨骼肌损伤所导致的肌钙蛋白 T 升高在总体肌钙蛋白 T 升高中所占的比例较高。综上，肌钙蛋白浓度升高不一定代表心肌梗死（表10-1）。

表 10-1　因心肌损伤导致肌钙蛋白升高的因素[17]

急性心肌缺血导致的心肌损伤
　　动脉粥样硬化斑块破裂
因心肌氧供需失衡导致的心肌损伤
　　心肌供氧减少
　　　　冠状动脉痉挛，心肌微循环障碍
　　　　冠状动脉栓塞
　　　　冠状动脉夹层
　　　　持续性心动过缓
　　　　低血压状态或休克
　　　　呼吸衰竭
　　　　极重度贫血
　　心肌需氧增加
　　　　持续性心动过速
　　　　持续高血压伴或不伴心室肥大

续表

其他引起心肌损伤的因素
心脏状态
心力衰竭
心肌炎
原发性心肌病：如扩张型心肌病、肥厚型心肌病等
Takotsubo综合征
射频消融
心脏除颤操作
心脏挫伤
心外手术或导管操作
患者全身状态
败血症及重度感染性疾病
慢性肾功能不全
脑卒中，蛛网膜下腔出血
肺栓塞，肺动脉高压
免疫系统疾病累及心脏：心肌淀粉样变性等
化疗，放疗
危重患者
过量运动

（2）肌酸激酶同工酶（CK-MB）：主要存在于心肌细胞中，相较于肌钙蛋白，CK-MB对于心肌梗死的预测特异性可能更高，但并无定论。目前部分学者[2]关注CK-MB对于外科手术后心肌梗死患者的预测。

二、病理生理及发病机制

1. 冠状动脉旁路移植术

（1）直接损伤：冠状动脉旁路移植术（CABG）包括体外循环下及非体外循环下（CABG），研究表明[3]，体外循环下CABG对于心脏的损伤更大，术后心肌受损比例可达44%，主要原因在于体外循环下CABG，心脏经历停跳及复跳的过程，且人为挤压、心脏停搏后局部微循环等变化均在一定程度上引起心肌损伤。而非体外循环下心肌损伤也可达32%，也说明手术操作对于心肌的直接损伤在术后心肌酶升高中起很重要的作用。

（2）心肌缺血：Selvanayagam等[4]证实，体外循环下CABG相较于非体外循环CABG需进行主动脉阻断，故在全身炎症反应及多器官功能紊乱方面表现更为严重。全身炎症反应状态对于冠状动脉不稳定斑块的破裂、器官局部血液循环紊乱等均起到负向作用，斑块破裂后引发急性冠状动脉闭塞，进而引发1型心肌梗死；局部血液循环紊乱状态下，因行CABG患者冠状动脉本身存在重度狭窄，无法通过扩张增加血液供应，可引发2型心肌梗死。综上，因主动或被动心肌灌注不足，进而引发心肌损伤，甚至心肌梗死。

（3）低体温状态：体外循环下CABG需要降低体温（一般28～32℃），以保护神经系统，但Madrid观察到低体温状态下可出现凝血异常，体温每下降1℃，凝血酶原时间将延长5%～7%；Gualandro[5]等也检测到低温会影响血小板功能，且低温对于炎症状态等均有影响。虽低温状态如何影响机体生理功能，进而诱发心肌梗死尚不得而知，但术中低温状态使患者心血管不良事件发生率较对照组增加1.75倍。

（4）桥血管质量不佳或手术操作因素[6]：CABG术后偶可出现桥血管痉挛或吻合口狭窄等导致心肌灌注不良。其中左乳内动脉（LIMA）桥血管灌注不良发生率约为2%，为旁路移植手术后LIMA流量不能满足旁路移植心肌区域血液供应而引起的一系列表现，原因包括LIMA痉挛、细小，LIMA吻合技术不良，锁骨下动脉狭窄，手术中低血压，LIMA盗血现象和LIMA牵拉张力太大等。危险因素：近端左前降支严重狭窄而远端冠状动脉条件较好（直径>2mm）并供应大面积收缩功能正常的心肌、严重心室肥厚、LIMA序贯吻合、用LIMA的终末端部分与左前降支吻合等。静脉桥血管也可因桥血管细小、过短等诱发痉挛。

（5）桥血管闭塞：发生于5%～10%的大隐静脉桥，闭塞常由于吻合口处血栓形成，取静脉时的血管损伤可能起了一定作用。术后尽早（6小时内）应用阿司匹林可能减少此类并发症。3%～6%的患者发展成临床症状明显的缺血表现，如缺血综合征，明显缺血性心电图改变，血流动力学不稳定，或室性心律失常。在两个系列研究中，术后复发性心绞痛行紧急血管造影的患者中大隐静脉桥的闭塞率为37%～56%，乳内动脉桥的闭塞率为12%～29%。其中一项研究中，在CABG术后平均12小时内，6.4%（131/2052）存在一个或更多的缺血性表现。108例做了造影，23例由于严重的血流动力学异常紧急行再次手术。造影提示正常45例，大隐静脉或乳内动脉桥闭塞41例，吻合错误29例，桥狭窄14例，桥痉挛6例，桥搭到错误的靶血管6例，远端吻合不良5例，不完全再血管化2例，以上研究均为医师临床判断提供了参考（图10-2）。

（6）其他：CABG前停用阿司匹林、氯吡格雷等抗血小板药物，麻醉状态下冠脉血流动力学变化等因素均可引起心肌损伤，甚至心肌梗死。

2.其他心脏手术　包括房间隔缺损、室间隔缺损修补，主动脉瓣、二尖瓣置换等均需对心脏进行有创操作，直接损伤心肌细胞，将导致心肌损伤，但如前所述，心肌梗死为持续心肌缺血导致的心肌坏死，故严格意义上直接创伤所致心肌

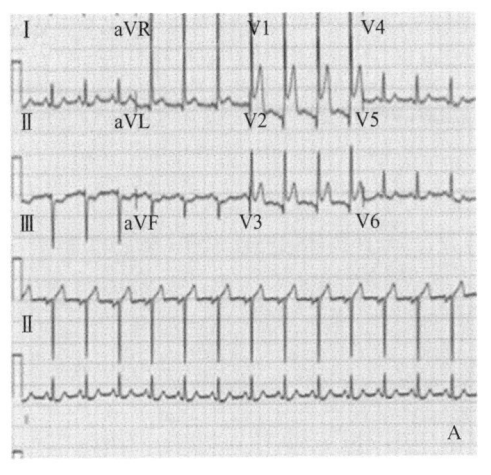

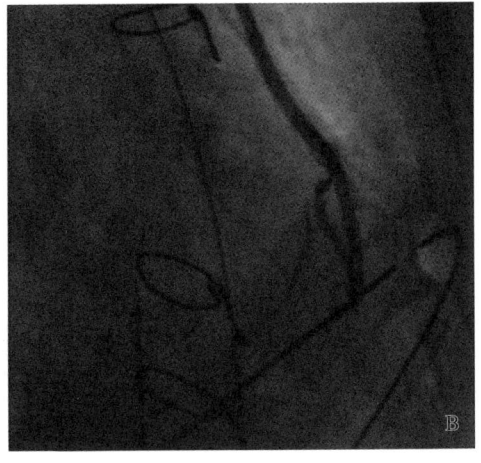

图 10-2　CABG术后急性桥血管闭塞举例[20]

损伤标志物升高不能归为心肌梗死。但与前相同机制，心脏手术将引发系统性炎症状态及局部血液循环紊乱，可引发1型及2型心肌梗死。

3.非心脏手术　围术期心肌梗死是非心脏外科手术术后重要并发症。一项研究于术后采集非心脏手术患者血液标本，检测高敏肌钙蛋白，发现35%患者存在高敏肌钙蛋白升高，且17%患者被证实存在心肌损伤。围术期心肌梗死与患者30天内死亡及远期预后不良直接相关[7]。患者术前缺乏冠心病危险因素，且多因感觉功能异常缺乏典型心绞痛症状。其发生心肌梗死的机制以往认为主要是在原冠状动脉狭窄基础上因围术期心肌代谢增加，引发2型心肌梗死。但一项冠状动脉造影研究表明，在围术期心肌梗死患者中，50%～60%患者存在斑块破裂，提示围术期炎症状态的因素不容忽视。另外，非心脏手术心肌梗死多缺乏临床表现，为诊断带来一定困难。

三、辅助检查

1.肌钙蛋白[8,9]　目前指南及共识对于肌钙蛋白诊断心脏手术术后心肌梗死的Cut-off值（临界值）尚未明确，原因在于无法明确区分手术所致心肌损伤或缺血所致心肌梗死。根据2007年全球心肌梗死定义，以高于基线水平5倍作为标准，有42%～82% CABG术后患者可诊断为5型心肌梗死，但其中仅有4%～7%的患者存在心绞痛症状、心电图表现等辅助表现，并最终诊断为5型心肌梗死。2012年更新的心肌梗死定义中，将肌钙蛋白标准提高到10倍基线值，但目前尚不清楚该标准是否具备较高的特异性。2018年更新的第3版心肌梗死定义中，沿用第2版的标准，以高于10倍基线值作为诊断5型心肌梗死的界值。笔者认为，肌钙蛋白单一指标诊断5型心肌梗死缺乏特异性,关键在于现行检测手段过于灵敏,且心脏手术术中对心肌损伤程度的不一。

非心脏手术患者肌钙蛋白对于心肌梗死的诊断价值高于心脏手术患者,研究表明,肌钙蛋白高于基线值时,17%患者存在心肌损伤,肌钙蛋白升高可作为心肌梗死独立预测指标,并且升高越明显,发生心肌梗死可能性越大。

2.CK-MB 相较于肌钙蛋白,部分研究证实其可能更能预测5型心肌梗死,但目前尚无定论(表10-2)。

表10-2 PCI及CABG术后CK-MB血清学指标预示心肌梗死界值[21]

基线CK-MB水平正常患者	术后48小时内CK-MB峰值升高大于10倍基线值;或升高大于5倍基线值但合并心电图连续两个导联新发病理性Q波,新出现的左束支传导阻滞
基线CK-MB水平升高,但稳定或较前已有下降	CK-MB增加绝对增量大于基线值1倍
基线CK-MB水平升高,但尚不稳定	CK-MB增加绝对增量大于基线水平1倍;或绝对增量小于基线水平1倍,但存在临床预示的心肌梗死,如心力衰竭、低血压等

值得注意的是,术后血清心肌标志物升高的患者,其预后较不升高者差,CABG术后血清标志物升高与生存率呈负相关。在一项纳入19 000例患者的7个随机对照或注册登记研究中[11],随访3个月至5年。检测肌钙蛋白和CK-MB,发现30天死亡率与标志物升高程度呈正相关,肌钙蛋白升高超过正常上限的6～10倍、10～20倍、20～40倍、40～100倍、≥100倍时,死亡的相对危险度(RR)分别是1.00、1.89、2.22、3.61和10.91倍。血清标志物明显升高,多是由于早期桥血管闭塞,体外循环时心肌保护不满意和(或)远端斑块栓塞。

对于CABG术后围术期心肌梗死的诊断,肌钙蛋白比CK-MB更为敏感,在预测术后并发症方面效果更优[12]。一项纳入224例CABG患者的研究中,对研究中的患者术后每8小时检测一次肌钙蛋白T和CK-MB,经过多因素分析发现,肌钙蛋白T≥1.58ng/ml是术后死亡或术后24小时内出现休克的最强预测因素。

3.心电图[13] 典型心电图表现如ST段抬高、新出现束支传导阻滞、Q波形成及动态变化同样适用于本类型心肌梗死。

需要注意,围术期心肌梗死患者中,Q波仅出现于4%～5%的患者,通常提示新发心肌梗死。新发Q波心肌梗死,多是由于冠状动脉远端灌注较差导致。Q波心肌梗死在低风险患者发生率低,但在有以下危险因素时,发病率升高:①心脏扩大;②长时间体外循环;③再次CABG;④CABG同时合并其他手术。Q波心肌梗死强烈提示患者预后差。在CASS研究中,62例Q波心肌梗死患者,住院死亡率为9.7%，对照组1278例患者，死亡率仅1%。存活出院的患者，3年死亡率类似（6%：4%）。在BARI研究中也有相似结果，进行CABG或经皮血管成形术的多支病变的稳定型心绞痛患者，1427例行CABG，新发Q波的患者5年死亡率分别为8.2%：3.7%，相对危险度2.6。其他心电图改变如ST段抬高/压低或T波改变等并不影响死亡率。

在此笔者仅强调：新的Q波形成及R波低平对于本型心肌梗死的诊断特异性高，但敏感性差，易低估可能的心肌损伤；ST-T改变及新出现的束支传导阻滞在心外手术相关的心肌梗死诊断方面缺乏特异性，但密切关注心电图动态改变对于诊断的指导价值大。

4.心脏超声 可检测新出现的室壁运动异常、乳头肌功能紊乱、新出现二尖瓣反流、室壁瘤形成、心包积液、室间隔穿孔等，但需要指出心脏手术后，由于术中操作、低温等均可能导致以上部分表现，但若心脏超声检测到阶段性室壁运动异常、室壁瘤等形成则可为诊断该类型心肌梗死提供直接证据。

5.心脏磁共振[14-16] 研究表明，心脏磁共振检查对于区分心肌损伤及心肌坏死有独特价值，心肌梗死在磁共振不同序列中表现不同，如DWI序列中心肌梗死表现为高信号，且检测心肌梗死的敏感性高，目前应用轧对比剂延迟增强（LEG-CMR）对于心肌梗死的诊断价值更大：心肌坏死后，细胞膜破坏，造影剂进入细胞表现为延迟强化，且延迟强化表现为局限于心内膜或由心内膜发展到心外膜的趋势。而心肌损伤则不然（图10-3）。

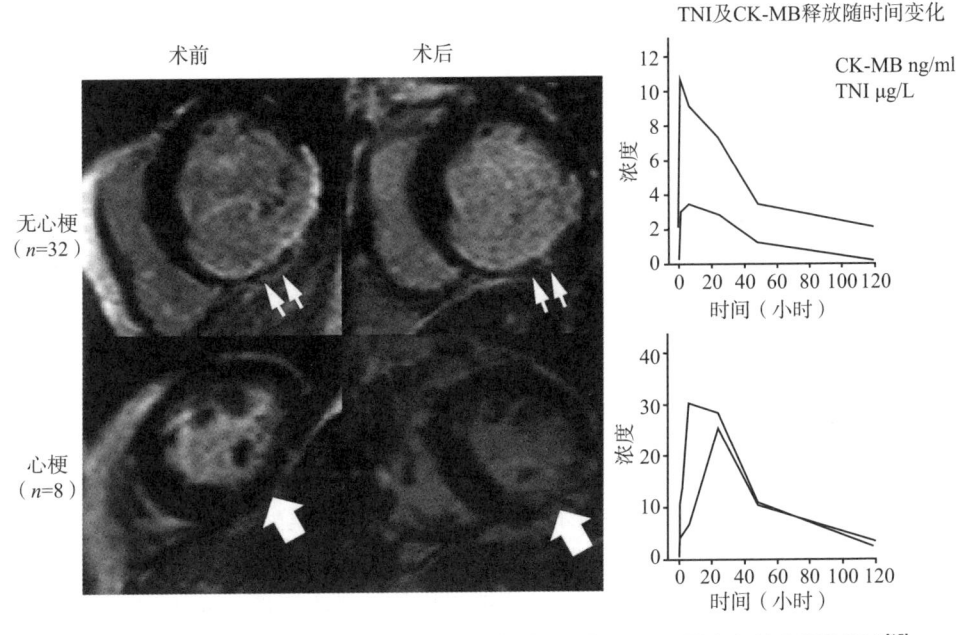

图10-3 磁共振检测心肌梗死（上图为非急性心肌梗死，下图为急性心肌梗死）[15]

6.冠状动脉造影 观测到急性血栓形成、斑块破裂、原位血管或桥血管闭塞是诊断心肌梗死的直接证据。对于高度怀疑存在心肌梗死的患者应尽早进行。

7.其他 如心脏核素检查、冠状动脉增强CT检查等。

四、诊断[17-19]

对于手术外科相关心肌梗死的诊断目前尚缺乏一致性的标准，笔者将从心脏手术相关心肌梗死及非心脏手术相关心肌梗死两方面进行论述。

1.心脏手术相关心肌梗死 目前第4版ESC心肌梗死定义诊断CABG术后心肌梗死的标准：48小时内检测肌钙蛋白，基线肌钙蛋白正常患者，肌钙蛋白峰值大于10倍基线值；基线肌钙蛋白升高但水平稳定或较前已有下降的患者，术后肌钙蛋白升高需大于基线值的120%，但需高于10倍正常人群基线水平，并伴有至少1种以下表现：①心电图发现新的病理性Q波；②急诊冠状动脉造影发现新的支架内闭塞或新的原位血管闭塞；③影像学证实新出现的存活心肌丢失或新出现的室壁运动异常。

需要指出的是，当心电图新出现病理性Q波时即使肌钙蛋白升高水平小于10倍基线值也可诊断为5型心肌梗死。

2.非心脏手术相关心肌梗死 诊断标准同无手术患者，但对于围术期患者，建议检测肌钙蛋白，及时发现可能的心肌梗死。

五、预防及早期发现

外科相关心肌梗死因与心肌损伤合并存在，将为临床医师在诊断方面造成混淆，笔者这里首先强调预防及早期诊断的问题。

1.心脏手术相关的心肌梗死 以下情况需积极检查，及早诊断及治疗：①CABG术后48小时内明显升高的肌钙蛋白水平，虽然没有典型的心电图及其他辅助检查支持，也应警惕严重心肌损伤甚至心肌梗死；②患者为术后心肌梗死高危人群，如复杂的桥血管衔接、搭桥原位血管严重钙化、心力衰竭、高龄等。

这里需要特别指出的是，尽管一些研究指出仅较高程度心肌标志物升高，才预示存在心肌梗死，但部分研究显示，若心肌标志物中等程度升高，不论是否为心肌梗死所致，均预示不良临床预后。近期发表的一项Meta分析采集CABG术后24小时内血液标本，监测肌钙蛋白及CK-MB，发现肌钙蛋白升高4～5倍的患者，其30天及远期不良临床事件发生率明显增加，且肌钙蛋白浓度升高越高，预后越差。在一定程度上表明不论是否心肌梗死，心肌损伤与患者预后密切相关。

CABG术后1小时内心肌酶升高与院内死亡相关，而48小时升高则与长期不良预后相关。

2.非心脏手术相关的心肌梗死　对心肌梗死高危患者，建议术前化验肌钙蛋白，已明确肌钙蛋白升高为急性过程或慢性持续性升高，且术后监测动态变化。除监测肌钙蛋白外，还应关注：心电图ST-T变化，有无新发Q波，新发束支传导阻滞，间断发作的低氧血症，血压骤然升高或降低，发作性心动过速等，对于高度怀疑急性心肌梗死患者，尽早进行冠状动脉造影检查。另外需要指出，对于无法诊断心肌梗死的患者，诊断为心肌损伤是合理的。

六、治疗

治疗目的在于保留残存心肌，防止梗死扩大或缩小缺血范围，保护及维持心脏功能，及时处理严重心律失常、泵衰竭及各种并发症，防止猝死，使患者不仅能度过急性期，而且康复后还能保留尽可能多的有功能的心肌。

治疗方法包括监护及一般治疗（卧床、休息、监测、吸氧等），处理疼痛（应用吗啡、哌替啶、硝酸酯类、β受体阻滞剂、钙离子拮抗剂等），抗血小板，抗凝及再灌注心肌，他汀调脂，抗心律失常，抗心力衰竭等治疗，基本与非外科相关心肌梗死治疗无差别。

当进行PCI治疗时，需注意下列几个问题：

（1）在处理新鲜吻合口时，需要非常小心，并作好出现吻合口瘘时可能需要放置覆膜支架的准备。

（2）建议选择低压球囊做血管成形，仅在成形效果不满意时放置支架。

（3）对于严重的桥血管栓塞，建议对自身冠状动脉血管做再血管化治疗，放置药物涂层支架。如果需要放支架，常规应用预防血栓形成措施，包括氯吡格雷负荷量、糖蛋白Ⅱb/Ⅲa受体抑制剂等，同时做好可能出现出血并发症的准备。

另外仍需强调以下问题。

（1）治疗前需明确病因，明确患者心肌梗死是因斑块破裂、内膜撕裂、夹层等所致，或因氧供求失衡所致，进行合理治疗。

（2）不建议使用溶栓再灌注心肌，以减少外科手术出血风险。

（3）对高危患者建议尽早行冠状动脉造影检查，及早治疗。

综上所述，围术期心肌梗死是术后比较严重的常见并发症之一，一旦发生，死亡率明显升高，需要引起临床医师的重视。但需明确，并非所有心肌酶升高均为心肌梗死，尚需结合其他检查手段进行判别，对于外科相关心肌梗死的诊治与其他心肌梗死并无特别，重点在于提高警惕，及时发现及治疗。

七、典型病例

典型病例一

患者男性，78岁，主因劳力性胸痛1个月入院，患者近1个月来，爬楼及快走时出现胸痛症状，休息数分钟可缓解，无大汗、恶心、呕吐，无颈部、背部放射痛等。既往有高血压、糖尿病，无高尿酸血症等病史，无过敏史，有吸烟史40年，每日10支左右，无嗜酒史。其母亲及一姐姐患高血压，近亲属中无冠心病、脑卒中等疾病患者。

入院查体：T 36.6 ℃，P 71次/分，R 16次/分，BP 134/59mmHg。自主体位，神清合作，口唇无发绀，颈静脉无怒张，双肺呼吸音粗，未闻及干湿啰音，心界不大，心率71次/分，律齐，无额外心音，各瓣膜区未闻及杂音。未闻及心包摩擦音。肝、脾肋缘下未触及，双下肢无水肿。行心电图无明显异常。实验室检查：血常规：白细胞7.01 g/L，NE 70.2%，HGB 121 g/L，PLT 206g/L。生化：ALT 12 U/L，AST 34U/L，TBIL 11.3 μmol/L，DBIL 5.2 μmol/L，CREA 27 μmol/L，K^+ 3.9 mmol/L，Na^+ 132 mmol/L，TG 0.72 mmol/L，TC 3.58mmol/L，LDL-C 3.15 mmol/L，cTnI：0.001ng/ml。凝血相关指标：PT 11.9秒，INR 0.98，D-dimer 0.02mg/l。NT-proBNP 807 pg/ml。心脏超声：EF：68%，静息下室壁运动无异常，各房室内径无异常，二尖瓣轻度反流，三尖瓣轻度反流，主动脉瓣及肺动脉瓣未见反流。该患者考虑为稳定型心绞痛。行择期冠状动脉造影提示：左前降支（LAD）近中段弥漫性病变，最重90%狭窄，回旋支近段及中远段均可见90%，钝缘支（OM）开口90%狭窄，右冠状动脉中段30%左右狭窄（软斑块），远端不规则（图10-4）。

处理方面，该患者考虑为冠心病，稳定型心绞痛，给予患者阿司匹林、氯吡格雷、他汀等治疗，择期行CABG治疗，拟处理LAD及左回旋支（LCX）。

手术过程：非体外循环下，取左乳内动脉（LIMA）及大隐静脉，LIMA至LAD，主动脉根部-大隐静脉-OM及LCX远端，未干预右冠状动脉，手术过程顺利。

患者回监护病房后1小时，血压突然下降至50mmHg（用药后恢复至110mmHg），患者仍处于麻醉状态，无自觉症状，但大汗，监护提示Ⅱ导联ST段抬高，引流袋内无明显引流物，心电图检查提示Ⅱ、Ⅲ、aVF导联ST段弓背向上抬高（图10-5），急查cTnI未见升高，仍考虑患者可疑急性心肌梗死，急行冠状动脉造影，提示桥血管通畅，右冠状动脉急性闭塞，伴血栓形成，抽栓后于右冠状动脉置入支架1枚，右冠状动脉血流恢复至TIMI 2级，术后使用替罗非班抗凝。持续监测cTnI最高升至4.12ng/ml，后逐渐回落至正常。患者在院期间未再发心肌梗死等不良事件，平稳出院。

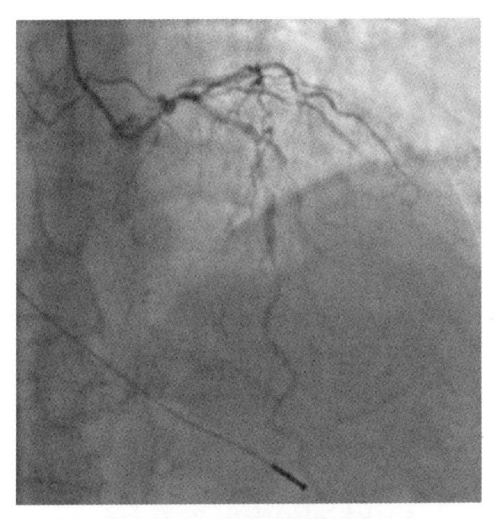

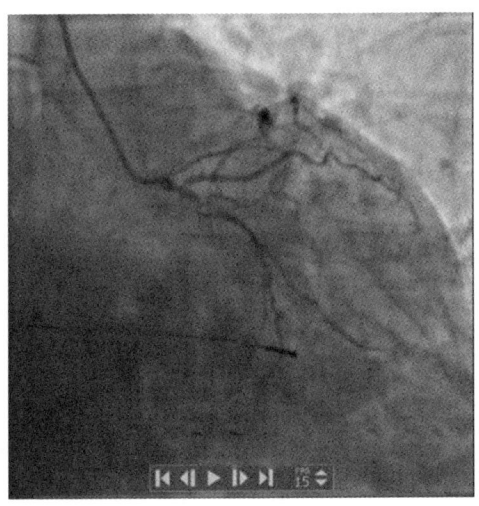

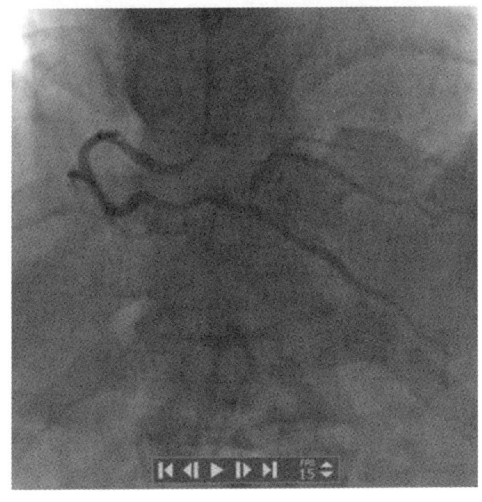

图10-4 病例一患者冠状动脉造影结果。LAD、LCX和OM均严重狭窄，右冠中段仅轻度狭窄

病例分析：
（1）该患者心肌梗死诊断是否明确？心肌梗死机制是什么？

该例患者CABG术后突发心电图典型改变，虽即刻心肌损伤标志物未升高，但心电图与前比较存在定位表现，结合患者右冠状动脉轻度狭窄未干预，仍应考虑心肌梗死，急诊CAG（冠状动脉造影）也证实了右冠状动脉急性闭塞。虽本例患者未进行磁共振等检查，但急性下壁心肌梗死诊断明确。急性心肌梗死直观原因为右冠状动脉急性斑块破裂导致右冠状动脉闭塞，但从机制角度，是否为手术创伤导致急性应激、炎症状态诱发斑块破裂，尚需进一步讨论。同时也警示临床医师，对于轻度狭窄斑块不要放松警惕，由轻度狭窄软斑块破裂诱发的心肌梗死在临床不在少数。

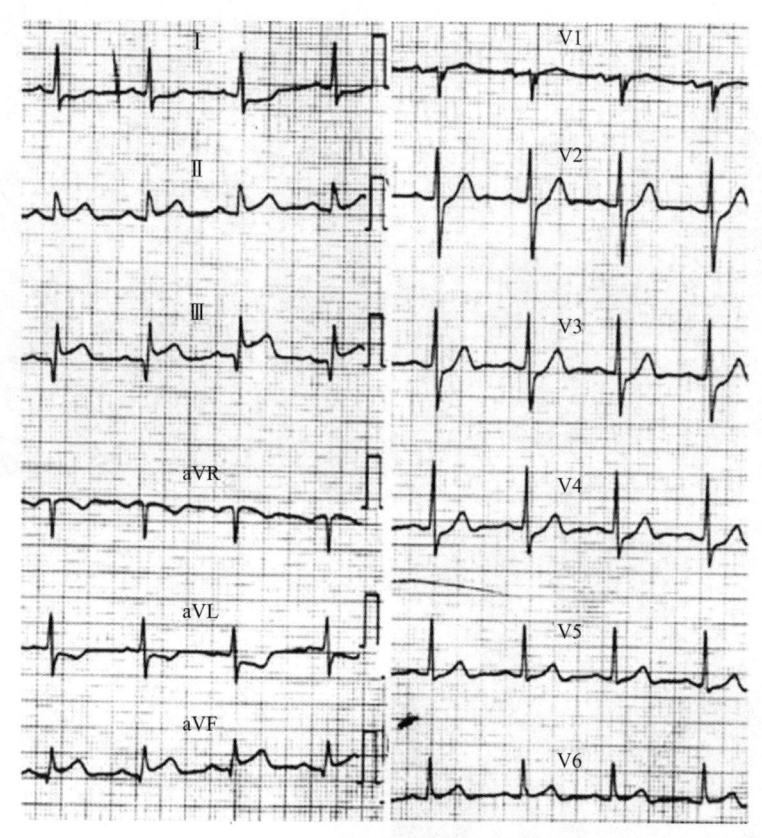

图10-5　病例一患者心肌梗死发作时的心电图

心电图Ⅱ、Ⅲ、aVF导联ST段弓背向上抬高

（2）该例患者右冠状动脉病变是否应CABG时同期处理？

右冠状动脉旁路移植多采用大隐静脉桥血管，因右冠状动脉桥血管夹在膈肌及心底之间，远期再通率低，且本例患者右冠状动脉仅轻度狭窄，对患者行CABG再闭塞率高，术前拟定手术方案时未考虑处理右冠状动脉病变，符合诊疗常规。但术后突发急性下壁心肌梗死，属猝不及防。故笔者认为术前充分评估显得尤为重要，如行IVUS或OCT评估局部斑块性质可能对于手术策略选择有益。

（3）患者病史特点对于手术策略选择是否有作用？

该例患者心绞痛症状1个月，有糖尿病、血脂异常病史，结合右冠状动脉无钙化，是否可以在一定程度上推测患者存在斑块不稳定？笔者认为这种推测过于牵强，合理的选择应该是术前充分评估斑块性质。

典型病例二

患者女性，69岁，主因发作性胸痛3个月入院。患者3个月前夜间休息时突发胸痛,伴大汗,恶心,呕吐胃内容物,胸痛持续不缓解4小时后就诊于当地医院,当地医院查肌钙蛋白及心电图提示下壁右心室心肌梗死,但造影提示LAD及LCX近端均重度狭窄,右冠状动脉血栓负荷重,予以抽栓治疗后,TIMI血流恢复至2级,未置入支架,建议患者行CABG。患者既往有糖尿病、陈旧腔隙性脑梗死病史,无高血压、高尿酸血症,吸烟史30余年,每日10余支,无嗜酒史。其母亲患有糖尿病,其父因心肌梗死去世,一兄患有冠心病并行支架治疗。

入院查体:T 36.8 ℃,P 91次/分,R 17次/分,BP 126/62mmHg。自主体位,神清略显紧张,口唇无发绀,颈静脉无怒张,双肺呼吸音粗,未闻及干湿啰音,心界不大,心率91次/分,律齐,无额外心音,各瓣膜区未闻及杂音。未闻及心包摩擦音。肝、脾肋缘下未触及,双下肢无水肿。行心电图提示:下壁心肌梗死(图10-6)。实验室检查:血常规:白细胞8.10 g/L,NE 72.2%,HGB 131 g/L,PLT 218g/L。生化:ALT 15U/L,AST 36U/L,TBIL 10.3μmol/L,DBIL 5.5μmol/L,CREA 25μmol/L,K$^+$ 4.1mmol/L,Na$^+$ 142mmol/L,TG 0.82mmol/L,TC 4.58mmol/L,LDL-C 3.55mmol/L,cTNI:0.001ng/ml。凝血相关指标:PT 10.9s,INR 0.93,D-dimer 0.03mg/L。NT-proBNP307 pg/ml。心脏超声:EF58%,左心室下壁心肌变薄,增厚率减低,节段性室壁运动异常。各房室内径无异常,二尖瓣轻度反流,三尖瓣轻度反流,主动脉瓣及肺动脉瓣未见反流。该患者考虑为心肌梗死恢复期。冠状动脉造影提示:LAD全程近段弥漫性病变,最重95%狭窄,回旋支中段90%狭窄累及OM,右冠状动脉中远段80%左右狭窄,远端多处规则。

处理方面,该患者三支冠状动脉病变,3个月前心肌梗死,先可行CABG,处理LAD、LCX及右冠状动脉。

手术过程:体外循环下,取LIMA及大隐静脉,LIMA至LAD中远段,主动脉根部-大隐静脉-LCX-后降支,手术过程顺利,但该患者乳内动脉细小,且存在斑块。

患者回监护病房后,突发心室颤动,经除颤后恢复自主心律,患者麻醉状态,无自觉症状,但大汗,心电图检查提示胸前导联ST-T改变(V1~V4导联ST段抬高)(图10-6),急查cTnI未见升高,但考虑患者乳内动脉细小,不除外为急性前壁供血不足,紧急再次开胸,发现LIMA血流缓慢,使用1.5mm探条可逆行通过吻合口进入LIMA内,同时血流较前恢复,但仍取自体大隐静脉在LIMA-LAD吻合口远侧加搭静脉桥1根,近端与升主动脉吻合。术后安返监护病房,复查肌钙蛋白最高升至1.12ng/ml,后渐恢复正常,后复查心电图无前壁Q波形成。此后患者院内未再发其他不适,平稳出院。

病例分析:

该例患者术后即刻出现心肌梗死的机制是什么?

结合病史,笔者认为此例患者心肌梗死病因为LIMA桥血管痉挛,导致LAD

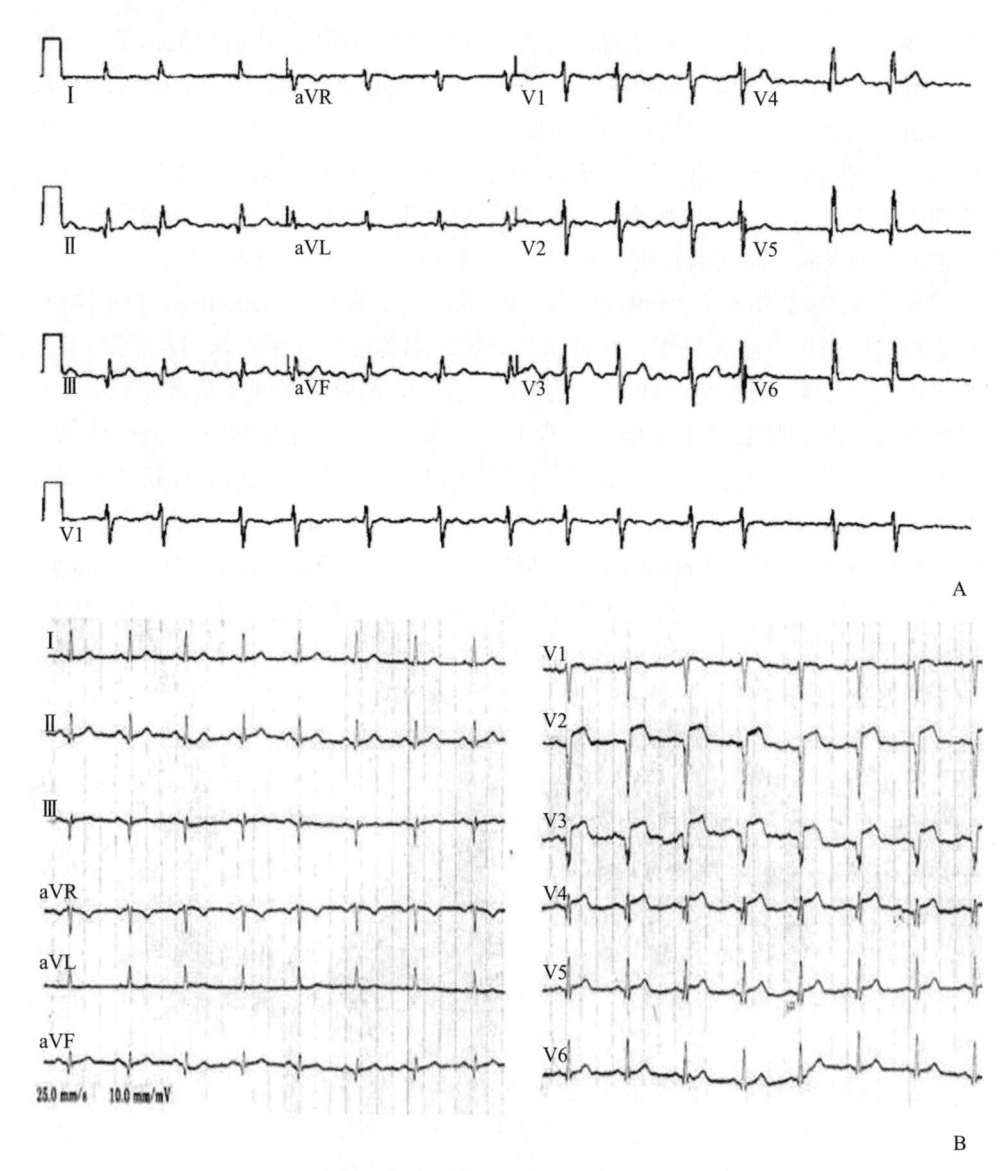

图10-6 病例二患者心电图变化
A.为术前心电图；B.为心肌梗死发作时心电图

供血区域心肌血供不足，同时LIMA痉挛时产生微小血栓栓塞远端微循环也对心肌梗死的形成起一定作用。但本例患者因为再灌注及时，心肌损伤较小。该例患者若不及时行再灌注，或将引起急性大面积前壁心肌梗死，因此临床医师应提高警惕。另回顾本例患者，多年吸烟病史，LIMA细小且存在斑块均为痉挛危险因素，故对于可疑痉挛高危患者，术前应用钙拮抗剂、硝酸酯类等药物或许可在一定程度上减少此类事件发生。

主要参考文献

[1] Devereaux PJ, Biccard BM, Sigamani A, et al. Association of postoperative high-sensitivity troponin levels with myocardial injury and 30-day mortality among patients undergoing noncardiac surgery. Jama, 2017, 317: 1642-1651.

[2] Devereaux PJ, Xavier D, Pogue J, et al. Characteristics and short-term prognosis of perioperative myocardial infarction in patients undergoing noncardiac surgery: a cohort study. Annals of Internal Medicine, 2011, 154: 523-528.

[3] Duvall WL, Sealove B, Pungoti C, et al. Angiographic investigation of the pathophysiology of perioperative myocardial infarction. Catheterization and Cardiovascular Interventions: Official Journal of the Society for Cardiac Angiography & Interventions, 2012, 80: 768-776.

[4] Selvanayagam JB, Petersen SE, Francis JM, et al. Effects of off-pump versus on-pump coronary surgery on reversible and irreversible myocardial injury: A randomized trial using cardiovascular magnetic resonance imaging and biochemical markers. Circulation 2004; 109: 345-350.

[5] Gualandro DM, Campos CA, Calderaro D, et al. Coronary plaque rupture in patients with myocardial infarction after noncardiac surgery: frequent and dangerous. Atherosclerosis, 2012, 222: 191-195.

[6] Hanson I, Kahn J, Dixon S, et al. Angiographic and clinical characteristics of type 1 versus type 2 perioperative myocardial infarction. Catheterization and Cardiovascular Interventions: Official Journal of the Society for Cardiac Angiography & Interventions, 2013, 82: 622-628.

[7] Ibanez B, Heusch G, Ovize M, et al. Evolving therapies for myocardial ischemia/reperfusion injury. Journal of the American College of Cardiology, 2015, 65: 1454-1471.

[8] Jaffe AS, Wu AH. Troponin release--reversible or irreversible injury? Should we care? Clinical Chemistry, 2012, 58: 148-150.

[9] Jennings RB, Ganote CE. Structural changes in myocardium during acute ischemia. Circulation Research, 1974, 35Suppl 3: 156-172.

[10] Jorgensen PH, Nybo M, Jensen MK, et al. Optimal cut-off value for cardiac troponin I in ruling out Type 5 myocardial infarction. Interactive Cardiovascular and Thoracic Surgery, 2014, 18: 544-550.

[11] Kavsak PA, Walsh M, Srinathan S, et al. High sensitivity troponin T concentrations in patients undergoing noncardiac surgery: a prospective cohort study. Clinical Biochemistry, 2011, 44: 1021-1024.

[12] Landesberg G, Beattie WS, Mosseri M, et al. Perioperative myocardial infarction. Circulation, 2009, 119: 2936-2944.

[13] Montecucco F, Carbone F, Schindler TH. Pathophysiology of ST-segment elevation myocardial infarction: novel mechanisms and treatments. European Heart Journal, 2016, 37: 1268-1283.

[14] Pegg TJ, Maunsell Z, Karamitsos TD, et al. Utility of cardiac biomarkers for the diagnosis

of type V myocardial infarction after coronary artery bypass grafting: insights from serial cardiac MRI. Heart (British Cardiac Society), 2011, 97: 810-816.

[15] Rahimi K, Banning AP, Cheng AS, et al. Prognostic value of coronary revascularisation-related myocardial injury: a cardiac magnetic resonance imaging study. Heart (British Cardiac Society), 2009, 95: 1937-1943.

[16] Selvanayagam JB, Petersen SE, Francis JM, et al. Effects of off-pump versus on-pump coronary surgery on reversible and irreversible myocardial injury: a randomized trial using cardiovascular magnetic resonance imaging and biochemical markers. Circulation, 2004, 109: 345-350.

[17] Thygesen K, Alpert JS, Jaffe AS, et al. Fourth Universal Definition of Myocardial Infarction (2018). Global Heart, 2018, 13: 305-338.

[18] Turer AT, Addo TA, Martin JL, et al. Myocardial ischemia induced by rapid atrial pacing causes troponin T release detectable by a highly sensitive assay: insights from a coronary sinus sampling study. Journal of the American College of Cardiology, 2011, 57: 2398-2405.

[19] Weil BR, Suzuki G, Young RF, et al. Troponin release and reversible left ventricular dysfunction after transient pressure overload. Journal of the American College of Cardiology, 2018, 71: 2906-2916.

[20] Scarsini R, Zivelonghi C, Pesarini G, Vassanelli C, Ribichini FL. Repeat revascularization: Percutaneous coronary intervention after coronary artery bypass graft surgery. Cardiovasc Revasc Med, 2016, 17 (4): 272-278. doi: 10.1016/j.carrev.2016.04.007.

[21] Moussa ID, Klein LW, Shah B, et al. Consideration of a new definition of clinically relevant myocardial infarction after coronary revascularization: an expert consensus document from the Society for Cardiovascular Angiography and Interventions (SCAI). J Am Coll Cardiol, 2013, 62 (17): 1563-1570. doi: 10.1016/j.jacc.2013.08.720.

附录

英文简称及中文全称

英文简称	中文全称
ACC	美国心脏病学会
AHA	美国心脏学会
ACS	急性冠状动脉综合征
AST	谷草转氨酶
ALT	谷丙转氨酶
AO	主动脉
ACEI	血管紧张素转化酶抑制剂
ARB	血管紧张素Ⅱ受体拮抗剂
AMI	急性心肌梗死
AF	心房颤动
BP	血压
BNP	B型脑钠肽
CTE	冠状动脉血栓栓塞
CTO	慢性闭塞病变
CAD	冠状动脉疾病
CMR	心脏核磁共振
CE	冠状动脉栓塞
CAS	冠脉痉挛
CASS	冠状动脉痉挛综合征
CABG	冠状动脉旁路移植术
CMR	心脏磁共振成像
CRP	C反应蛋白
CT	计算机断层扫描
CK-MB	肌酸激酶同工酶
CREA	肌酐
cAMP	环磷酸腺苷

续表

英文简称	中文全称
CAG	冠脉造影
DCM	扩张性心肌病
DNA	脱氧核糖核酸
D-dimer	D-二聚体
DG	二酰甘油
DWI	磁共振弥散加权成像
DBIL	直接胆红素
EMB	心肌活检
ESC	欧洲心脏病学会
EF	射血分数
ECG	心电图
FMD	纤维肌性发育不良
HGB	血红蛋白含量
Holter	动态心电图
HHV6	人疱疹病毒6
HF	心力衰竭
hs-CRP	高敏C反应蛋白
IRCA	梗死相关冠状动脉
IVUS	血管内超声
IP_3	三磷酸肌醇
IMH	壁内血肿
IE	感染性心内膜炎
IABP	主动脉内球囊反搏
IgM	免疫球蛋白M
INR	国际标准化比值
LCX	左回旋支
LV	左室容积
LLC	Lake Louise 标准
LVEF	左心室射血分数
LGE	钆延迟增强
LBBB	左束支传导阻滞
LDL-C	低密度脂蛋白胆固醇酯

续表

英文简称	中文全称
LIMA	左侧乳内动脉桥
LAD	前降支
MI	心肌梗死
meta分析	系统综述
MINOCA	非阻塞性冠状动脉粥样硬化所致心肌梗死
MLC	肌球蛋白轻链
MACE	主要不良心脏事件
MLCK	肌球蛋白轻链激酶
NSTEMI	非ST段抬高型心肌梗死
NE	中性粒细胞百分比
NT-proBNP	氨基末端B型脑钠肽前体
OM	钝缘支
OCT	光学相干断层扫描
PFO	卵圆孔未闭
PLC	磷酸酯酶C
PVB19	细小病毒B19
PDA	后降支
PT	凝血酶原时间
PLT	血小板
PCI	经皮冠状动脉介入治疗
PR	斑块破裂
PE	斑块侵蚀
RNA	核糖核酸
RCA	右冠状动脉
STC-VM	ST段向量变化幅度
STEMI	急性ST段抬高心肌梗死
SCAD	自发性冠状动脉夹层
T1MI	1型心肌梗死
T2MI	2型心肌梗死
TIMI	心肌梗死溶栓试验
TBIL	总胆红素
TNI	肌钙蛋白I

续表

英文简称	中文全称
TNT	肌钙蛋白T
TG	三酰甘油
TC	总胆固醇
TEE	经食管超声心动图
URL	参考值上限
VAD	心室辅助装置
VCG	心电向量图
VSMC	血管平滑肌细胞
WBC	白细胞
WHF	世界心脏联盟